ECN

Dossiers de Spécialité

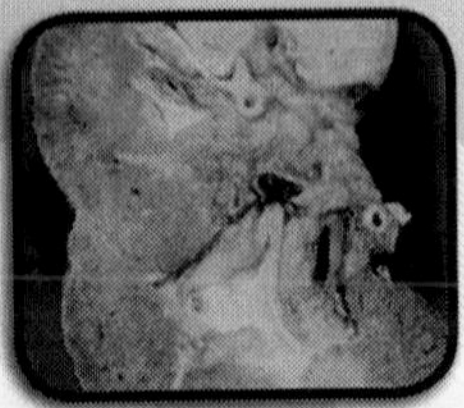

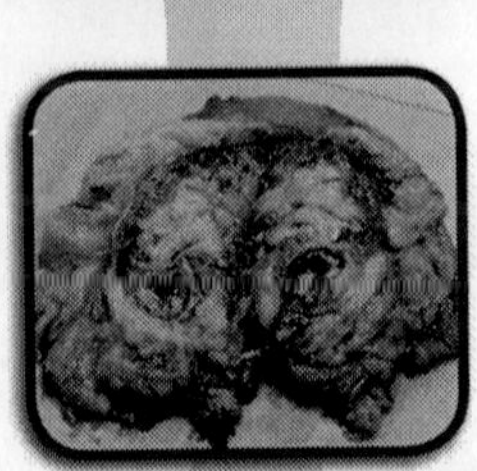

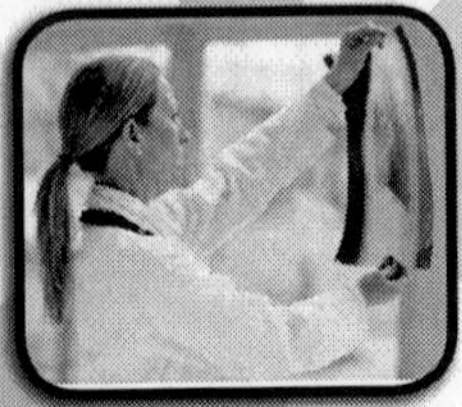

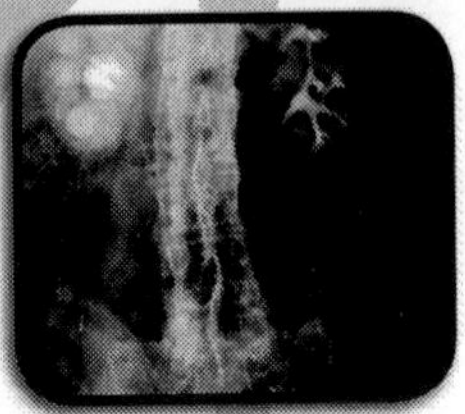

UROLOGIE

M. LAFITTE

146e aux ECN 2010

Editions VERNAZOBRES-GREGO

99, bd de l'Hôpital
75013 Paris
Tel. : 01 44 24 13 61
www.vernazobres-grego.com

ISBN : 978-2-8183-0158-6

Repère

Sommaire général

Repère

Cahier de bord

DOSSIER	DIFFICULTE	ITEM PRINCIPAL ABORDE				POUR MIEUX ASSIMILER		PAGE
		Partie	Module	N°	Intitulé	Fiche synthèse	Fiche consensus	
1	1 / 3	I	10	158	Tumeurs du rein	x	x	4
2	1 / 3	III	-	341	Troubles de la miction	x	-	12
3	2 / 3	I	10	156	Cancers de la prostate	x	x	20
4	2 / 3	I	7	93	Infections urinaires de l'enfant et de l'adulte. Leucocyturie	x	-	28
5	2 / 3	I	11	201	Evaluation de la gravité et recherche des complications précoces chez un traumatisé	x	-	37
6	1 / 3	II	-	247	Hypertrophie bénigne de la prostate	-	x	44
7	2 / 3	I	7	93	Infections urinaires de l'enfant et de l'adulte. Leucocyturie	x	-	54
8	2 / 3	I	7	93	Infections urinaires de l'enfant et de l'adulte. Leucocyturie	x	-	62
9	1 / 3	I	7	91	Infection nosocomiale	x	-	70
10	1 / 3	III	-	321	Incontinence urinaire de l'adulte	x	x	77
11	3 / 3	I	10	160	Tumeurs du testicule	x	x	84
12	3 / 3	I	7	93	Infections urinaires de l'enfant et de l'adulte. Leucocyturie	x	-	92
13	3 / 3	II	-	259	Lithiase urinaire	x	x	100
14	2 / 3	I	10	160 bis	Tumeurs de vessie	x	-	109
15	2 / 3	I	11	216	Rétention aiguë d'urine	x	-	115
16	2 / 3	I	7	93	Infections urinaires de l'enfant et de l'adulte. Leucocyturie	x	x	122
17	2 / 3	III	-	338	Troubles de l'érection	x	x	129
18	3 / 3	I	10	158	Tumeurs du rein	x	x	136
19	2 / 3	I	7	93	Infections urinaires de l'enfant et de l'adulte. Leucocyturie	x	-	144
20	2 / 3	II	-	259	Litihase urinaire	x	-	151
21	3 / 3	I	10	160	Tumeurs du testicule	x	-	157
22	3 / 3	I	7	93	Infections urinaires de l'enfant et de l'adulte. Leucocyturie	x	x	163
23	2 / 3	II	-	277	Polykystose rénale	x	-	170
24	3 / 3	I	10	156	Cancers de la prostate	-	x	177

Consensus

Dossier de spécialité N° 1

Un rein capricieux

1 Enoncé

Mme F, 52 ans vient vous consulter car elle remarqué que ses urines étaient rouges depuis quelques mois.
Un ECBU prescrit par son médecin traitant a retrouvé une hématurie isolée.
Cette patiente se considère en assez bon état général mais rapporte cependant une fatigue plus importante des derniers temps.

Elle est suivie pour une hypertension artérielle bien équilibrée sous Amlor et une hypercholestérolémie traitée par régime seul.

Question 1 :
Quels sont les principaux diagnostics différentiels d'une hématurie ?

Question 2 :
Décrivez votre démarche diagnostique clinique devant une hématurie macroscopique.

Question 3 :
Quels examens complémentaires réalisez-vous ?

Question 4 :
Vous recevez l'examen suivant.
Décrivez-le et donnez votre diagnostic complet.

Question 5 :
Comment annoncez-vous le diagnostic à votre patient ?

Question 6 :
Rappelez les facteurs de risque de cette pathologie.

Question 7 :
Le bilan d'extension réalisé revient négatif.
Quel traitement mettez-vous en œuvre ? Détaillez votre surveillance.

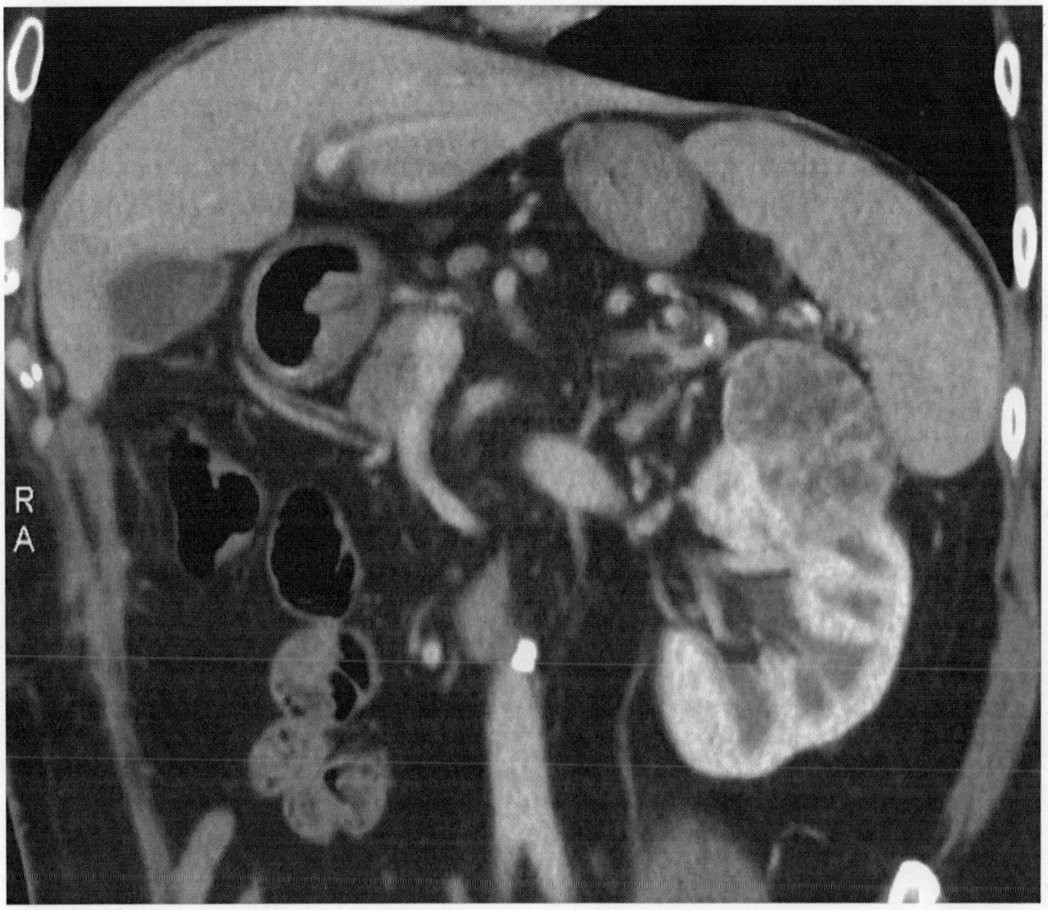

R
A

2 Corrigé

Le + : PREMIERE LECTURE, CONSEILS ET ASTUCES

- **Appréciation globale et difficulté du dossier :**
  - Dossier facile et classique sur le cancer du rein
  - Difficulté : 1/3
  - A classer en 1ère position parmi les 3 dossiers de l'épreuve
- **Zéros et mots clés à inscrire sur le brouillon :**
  - Envoi en anatomopathologie de toutes les pièces opératoires
  - Cancérologie = Réunion de concertation pluridisciplinaire
  - Information du malade
- **Astuces, réflexes et pièges :**
  - Reins : organe double : toujours penser au rein controlatéral
  - Toute tumeur rénale est un cancer jusqu'à preuve du contraire

Grille de correction

1	Quels sont les principaux diagnostics différentiels d'une hématurie ? (9)	Grille classique	Grille ECN
	• **Médicaments :** - Rifampicine, Anthracyclines, …	2	2
	• **Aliments :** - Betterave, mûre, ...	2	2
	• **Colorants :** - Eosine...	2	2
	• **Métabolique :** - Hémoglobinurie, myoglobinurie, porphyrie, ...	2	3
	• **Saignements d'origine gynécologique chez la femme** • Urétrorragie chez l'homme	1	-
		9	

2	Décrivez votre démarche diagnostique clinique devant une hématurie macroscopique. (19)	Grille classique	Grille ECN
	• **Interrogatoire :** - Antécédents :	3	1

× **Consommation de tabac**, **profession exposée** aux colorants industriels ou au goudron	**1+1**	**1+1**
× Origine ethnique et/ou voyage en zone d'endémie de **bilharziose urinaire**	**1**	**1**
× **Traumatisme** lombaire ou abdominal, même ancien	**1**	**1**
× **Affection urologique ou néphrologique connue**	**2**	**2**
× Terrain particulier : **tuberculose**, diabète, drépanocytose, prise d'anti-inflammatoires ou d'anticoagulants ?	**1**	**2**
- **Symptômes urinaires** :	**1**	**1**
× Dysurie (obstacle sous vésical)		
× Signes fonctionnels urinaires (infection urinaire)		
× **Douleurs lombaires ou coliques néphrétiques** (obstacle urétral)	**1**	**1**
- **Signes généraux** :	**-**	**1**
× Altération de l'état general (amaigrissement, anorexie, asthénie)		
× Douleurs osseuses		
× Fièvre		
• **Examen physique :**	**1**	**1**
- Général systématique, prise des constantes		
- Urine :		
× Présence de **caillots** : leur absence oriente vers une origine néphrologique	**1**	**1**
× **Terminale** (origine vésicale), **initiale** (origine urétro-prostatique), **totale** (pas d'orientation étiologique)	**1**	**-**
- **TR** :	**1**	**2**
× Masse pelvienne, vésicale (prostatique chez l'homme)		
- **Examen abdominal** :		
× **Palpation lombaire** : gros reins	**1**	**-**
× **Globe vésical**	**1**	**2**
× Masse	**1**	**1**
× (Varicocèle chez l'homme)		
	19	

3	Quels examens complémentaires réalisez-vous ? (8)	Grille classique	Grille ECN
	• En première intention :		
	• Biologiques :		
	- **NFS-plaquettes, hémostase**	**0,5+0,5**	**-**
	- **ECBU** : confirme le diagnostic d'hématurie, recherche une infection urinaire, recherche des cylindres hématiques qui orientent vers une origine néphrologique	**1**	**2**
	- **Protéinurie des 24h** :	**1**	**1**
	× >1 g/24h : origine néphrologique		
	× Absente : à priori pas néphrologique		
	• Imagerie :		
	- **Echographie rénale bilateral et comparative** : calculs, lithiase	**2**	**1**
	- **Echographie vésicale sus-pubienne** : calcul du bas uretère, tumeur vésicale	**1**	**1**

	Grille classique	Grille ECN
- (Echographie prostatique sus-pubienne chez l'homme)		
• Si bilan négatif :		
- **UIV** : tumeur ou calcul voies excrétrices		
- **Uroscanner**	1	1
	1	2
	8	

4	**Décrivez-le et donnez votre diagnostic complet. (18)**	Grille classique	Grille ECN
	• **Scanner abdominal :**	1	-
	- **Injecté au temps tardif**	1	-
	- **Coupe transversale**	1	-
	- Visualisation d'une **masse rénale gauche :**	1	2
	× Se développant au **pôle supérieur du rein gauche**	1	1
	× **Bien limitée**	1	1
	× D'environ 5 cm de grand axe		
	× **Hypervasularisée**	2	2
	× **Au contenu hétérogène**	1	2
	× **Refoulant le rein sain qui parait fonctionnel (néphrogramme)**	1	2
	- **Pas de visualisation du rein controlatéral**	1	2
	- **Pas d'adénopathies visibles**	1	-
	- **Pas d'envahissement des organes de voisinnage**	1	-
	• **Cancer du rein gauche, tumeur de Grawitz gauche**	2+1	3+1
	- **Probablement un carcinome à cellules claires**	2	2
	- Révélé par une hématurie macroscopique		
		18	

5	**Comment annoncez-vous le diagnostic à votre patient ? (21)**	Grille classique	Grille ECN
	• Dans un cadre légal, **Loi du 4 mars 2002**	2	2
	• Au cours d'une **consultation programmée**,	2	1
	- Endroit calme		
	- **Disponibilité**	-	1
	• Après **certitude diagnostique**, le plus précocément possible	2	2
	• Evaluer ce que la patiente sait et ce qu'elle veut savoir		
	• **Information claire, loyale et appropriée**	2	2
	- Le **diagnostic précis**	-	1
	- Les **examens complémentaires** nécessaires et ce qu'ils recherchent	-	0,5
	- Les **traitements disponibles** : Bénéfices puis effets secondaires	-	0,5
	• Progressivement		
	• Avec **tact et empathie**	2	1
	• En vérifiant la bonne compréhension et en laissant poser des questions		
	• Respecter les **mécanismes de défense**	2	1
	• Proposer **une personne de confiance**	2	2
	• **Mettre en place un projet thérapeutique**, planifier la prise en charge,	2	2

message d'espoir		
• **Plan personnalisé de soin**	2	2
• Proposer **un soutien psychologique**, une association de malades	1	1
• Information à renouveler et actualiser		
• **A consigner dans le dossier médical**	2	2
	21	

6 – Rappelez les facteurs de risque de cette pathologie. (10)	Grille classique	Grille ECN
• Facteurs de risque les plus classiques :		
- **Dysplasie multikystique acquise** chez les patients hémodialysés	2	2
- **Cancer du rein natif chez le transplanté rénal**	2	2
- **Formes familiales** comme la maladie de Von Hippel Lindau, la Sclérose Tubéreuse de Bourneville	2	2
• Autres facteurs favorisants :		
- **Habitat urbain**, Europe du Nord, Amérique du Nord	1	1
- **Obésité**	1	1
- **Tabagisme**	1	1
- **Abus d'analgésiques**	1	1
- Industrie sidérurgique, amiante, produits pétrolifères		
	10	

7 – Quel traitement mettez-vous en œuvre ? Détaillez votre surveillance. (15)	Grille classique	Grille ECN
• Après **réunion de concertation pluridisciplinaire**	2PMZ	3
• Après **information** et avis du patient	2	1
• Traitement chirurgical, curatif,		
• Après **consultation d'anesthésie générale** et **bilan pré-opératoire**	1+1	0,5+0,5
• Chirurgie carcinologique :		
- **Néphrectomie gauche totale, élargie** à la graisse rénale	1	2
- Jusqu'au fascia de Gérota		
- **Surrénalectomie homolatérale**	-	1
- Envoi en **anatomopathologie**	2	1
- Par laparoscopie ou coelioscopie		
• **Soutien psychologique**	1	1
• Association de maladies		
• **Prise en charge à 100%,** ALD 30	1	1
• **Surveillance de l'efficacité et de la tolérance du traitement :**		
- **A vie**	1	2
- Rythme : à 3, 6, 12 mois puis 1 fois par an	1	1
- **Clinique** : examen des fosses lombaires, aires ganglionnaires, état général	1	0,5
- **Paraclinique** : Scanner thoraco-abdomino-pelvien, NFS, créatininémie	1	0,5
	15	

COMMENTAIRES

QUESTIONS	COMMENTAIRES
Général	• Dossier de cancérologie qui pourrait tomber aux ECN avec une question importante sur l'information du malade
1	• Classer les dignostics, question qui ne doit pas faire perdre de points
2	• Examen clinique = **interrogatoire** + examen physique
3	• Ecrire ce que l'on cherche avec les examens complémentaires autant que possible
4	• Examen d'imagerie **:** intitulé de l'examen + description + conclusion
5	• Ne pas oublier le projet thérapeutique, le mesage d'espoir pour le patient.
6	• Classer les facteurs de risque des plus fréquents, reconnus aux moins probables
7	• Ne pas oublier la surveillance dans tout traitement

ITEMS ABORDES

TYPE	ITEMS			INTITULES
	PARTIE	MODULE	NUMERO	
Question principale	I	10	158	Tumeurs du rein
Questions accessoires	I	1	1	La relation médecin-malade. L'annonce d'une maladie grave.

LE + : POUR MIEUX ASSIMILER

FICHE SYNTHESE
(SYNTHESE et POINTS CLES)

- **Toute tumeur du rein est un cancer jusqu'à preuve du contraire.**
- C'est la **troisième tumeur urologique** après le cancer de la prostate et les tumeurs de vessie.
- Les circonstances de découverte sont variées. L'une d'elles est **l'hématurie macroscopique** qui doit toujours faire rechercher un cancer du rein.
- **L'échographie rénale et le scanner abdominal** sont les deux examens clés du diagnostic. Le cancer du rein est **hypervasculaire.**
- Le scanner permet de faire le **bilan d'extension locorégional** et de vérifier la **valeur**

fonctionnelle du rein opposé.

- Le traitement repose avant tout sur la **néphrectomie élargie** très souvent réalisée sans preuve anatomopathologique. La biopsie n'ayant que de rares indications.
- La forme anatomopathologique la plus fréquente est le **carcinome à cellules claires.**
- **La surveillance clinique, biologique et par scanner thoraco-abdomino-pelvien** est indispensable devant le risque de récidive locale, de seconde localisation controlatérale ou de métastases.
- Le diagnostic, au stade de tumeur localisée, permet une survie de 5 ans de 90% après néphrectomie élargie.

FICHE CONSENSUS (CONFERENCES DE CONSENSUS et RECOMMANDATIONS)	
HAS	**Recommandations thérapeutiques** **Comité de cancérologie de l'Association française d'urologie, 2004**

En cas de tumeur T1a N0 M0 :

- **Néphrectomie partielle** si elle est techniquement réalisable (tumeur à distance des vaisseaux du hile rénal)
- A défaut, **néphrectomie élargie**

En cas de tumeur T1b et T2 N0 M0 :

- Néphrectomie élargie
- Néphrectomie partielle dans les cas de nécessité (lorsque la néphrectomie élargie rendrait inévitaable le recours à l'hémodialyse) :
  - Rein unique
  - Cancer bilatéral
  - Maladie de Von Hippel-Lindau
  - Pathologie du rein controlatéral

En cas de tumeur T3 N0 M0 : néphrectomie élargie

En cas de tumeur T4 N0 M0 :

- Néphrectomie élargie
- **Traitement adjuvant par immunothérapie**

En cas de tumeur M1 :

- Néphrectomie élargie en cas de métastase unique
- Immunothérapie : bénéfice démontré uniquement pour les patients ayant :
  - Un seul site métastatique
  - Et pas de métastase hépatique
  - Et un intervalle > 1 an entre le diagnostic de tumeur et celui de métastase
  - Et pas d'hyperleucocytose à polynucléaires neutrophiles

Dossier de spécialité N° 2

Une miction difficile

1 Enoncé

M D. 66 ans, vous consulte pour des troubles de la miction.
Il décrit une symptomatologie de pollakiurie et de dysurie. Ces symptômes évoluent depuis 6 mois environ et s'aggravent progressivement.

Il est veuf mais il est très entouré par ses enfants et ses amis.
Il ne fume pas et boit un verre de vin par repas.
Dans ses antécédents on note une cholécystectomie il y a 10 ans et une fracture de la jambe gauche suite à une chute de ski à l'âge de 30 ans.

Question 1 :
Donnez la définition de la pollakiurie.
Quel est son principal diagnostic différentiel ?

Question 2 :
Rappelez la définition de la dysurie.
Expliquer la physiopathologie de son retentissement sur le haut appareil urinaire.

Question 3 :
Rappelez brièvement le fonctionnement vésico-sphinctérien.

Question 4 :
Décrivez votre examen clinique devant une pollakiurie

A l'examen physique vous retrouvez une prostate légèrement augmentée de volume, indolore, souple, sans asymétrie ni nodule pierreux.
A l'examen abdominal vous ne retrouvez ni globe vésical ni anomalie au niveau des organes génitaux externes mais une petite hernie sous ombilicale non compliquée.
Le reste de l'examen clinique est normal, notamment l'examen neurologique.
Vous concluez au diagnostic d'hypertrophie bénigne de la prostate symptomatique.

Question 5 :
Quels examens complémentaires réalisez-vous de façon systématique devant des troubles mictionnels chez l'homme.
Réalisez-vous un bilan uro-dynamique ? Justifiez.

Question 6 :
Vous décidez de mettre en route un traitement par alpha-bloquants : quel est le mécanisme d'action de ces médicaments ?

Question 7 :
M D. vous demande quelles sont les autres pathologies pouvant entrainer une pollakiurie. Que lui répondez-vous ?

2 Corrigé

LE + : PREMIERE LECTURE, CONSEILS ET ASTUCES

- **Appréciation globale et difficulté du dossier :**
  - Dossier facile avec beaucoup de questions de définitions et physiopathologie
  - Difficulté : 1/3
  - A classer en 1ère position parmi les 3 dossiers de l'épreuve
- **Zéros et mots clés à inscrire sur le brouillon :**
  - Retentissement sur la qualité de vie
  - Examen neurologique
  - Touchers pelviens
- **Astuces, réflexes et pièges :**
  - Connaitre la physiopathologie de la miction
  - Le bilan uro dynamique n'est pas systématique, connaître ses indications

GRILLE DE CORRECTION

1	**Donnez la définition de la pollakiurie.** **Quel est son principal diagnostic différentiel ? (11)**	Grille classique	Grille ECN
	• Pollakiurie :		
	- Plus de **6 mictions par jour** et plus de **2 mictions par nuit**	1+1	2+2
	- Mictions **trop fréquentes** et **peu abondantes**	1+1	-
	• Diagnostic différentiel : **Polyurie :**	5	3
	- Mictions **trop fréquentes** et **abondantes** : diurèse > 2,5L/j	1+1	2+2
	- Retrouvée dans :		
	× Le diabète sucré ou insipide		
	× L'insuffisance rénale chronique		
	× La prise de diurétiques		
		11	

2 **Rappelez la définition de la dysurie.** **Expliquer la physiopathologie de son retentissement sur le haut appareil urinaire. (14)**	**Grille classique**	**Grille ECN**
• Dysurie : difficulté à uriner :		
- **Mictions à petit jet** ou au goutte à goutte	**1**	**1**
- De **durée prolongée**	**1**	**1**
- Nécessitant des **efforts de poussées abdominales**	**1**	**1**
- Avec **gouttes retardataires**	**1**	**1**
• Physiopathologie :		
- Dans un premier temps :		
× La dysurie est "compensée" par l'épaississement du muscle vésical : **vessie de lutte**.	**2**	**2**
- Secondairement :		
× La vessie se laisse distendre et apparait **un résidu post-mictionnel**. Des **infections urinaires** et des **calculs vésicaux** liés à la **stase urinaire** peuvent survenir, ainsi que des **diverticules vésicaux**.	**2** **1+1** **1+1**	**2** **0,5+0,5** **0,5+0,5**
- L'évolution finale se traduit par :		
× Un retentissement sur le haut appareil urinaire avec **dilatation urétéro-pyélocalicielle** et **insuffisance rénale obstructive.**	**1** **1**	**2** **2**
	14	

3 **Rappelez brièvement le fonctionnement vésico-sphinctérien. (14)**	**Grille classique**	**Grille ECN**
• Double commande :		
• **Volontaire** : les **centres somatiques**, situés dans la moelle sacrée (S2, S3, S4), commandent volontairement **le sphincter strié de l'urètre et le périnée.**	**2+1** **1**	**1+2** **1**
• **Involontaire** : les centres sympathiques (D11-L2) et parasympathiques (S2-S4) agissant par l'intermédiaire des nerfs hypogastriques et pelviens	**2**	**1**
- Le **système parasympathique provoque la contraction du détrusor** (récepteur cholinergique) et **participe donc à la miction**.	**1+1+1**	**1,5+1*2**
- **Le système sympathique** entraine une **contraction du col vésical et de l'urètre proximal** (récepteur α1) ainsi **qu'une diminution du tonus de la paroi vésicale ou** détrusor (récepteur β) ce qui permet le remplissage de la vessie, c'est-à-dire **la continence**.	**1** **1+1+1** **1**	**1,5** **1+1+1** **1**
- Ces 2 systèmes sont en équilibres : toute action renforçant l'un déprime l'autre et inversement.		
	14	

4 **Décrivez votre examen clinique devant une pollakiurie. (24)**	**Grille classique**	**Grille ECN**
• **Interrogatoire** :	**3**	**1**
- Age du patient		
- Description precise des symptômes :		

× **Début des troubles, évolution, caractère permanent ou variable**	1+1+1	1+1+1
× **Symptômes diurnes ou nocturnes**	1	1
× **Fréquence des symptômes**	1	1
× **Retentissement sur la vie du patient.** Questionnaires de qualité de vie	1PMZ	2
- **Autres signes fonctionnels urinaires associés** : brûlures mictionnelles, urgenturies	1	1
- **Troubles ano-rectaux, génito-sexuels associés** ?	1	1
- **Antécédents médicaux** : maladie neurologique, diabète, infections urinaires.	1	1
- **Intoxication alocoolique ou tabagique ?**	1	1
- **Antécédents chirurgicaux** : digestifs, urologiques, génitaux, traumatiques	1	1
- **Prise de médicaments** : **parasympatholytiques, alpha-stimulants**	1	2
- (Antécédents gynéco-obstétriques, ménopause chez la femme)		
• **Examen physique** :	3	1
- Examen abdominal :		
× **Globe vésical**	1	1
× **Contact lombaire**	1	1
× Hernies secondaires aux efforts de poussées		
- **Examen du méat urétral et des organes génitaux externes**		
- **Touchers pelviens** :	1	1
× **Prostate** : taille consistance, sensibilité	1	2
× Vacuité de l'ampoule rectale, masse rectale	1	1
× Evaluation du tonus du sphincter anal		
× (Masse utérine chez la femme)		
- **Examen neurologique et du rachis sacré** :		
× Sensibilité périnéale	1	2
× Etude du réflexe bulbo-caverneux		
× Douleurs rachidiennes		
× Réflexe anal à la toux		
- Examen général systématique		
	24	

5	**Quels examens complémentaires réalisez-vous de façon systématique devant des troubles mictionnels chez l'homme. Réalisez-vous un bilan uro-dynamique (BUD)? Justifiez. (9)**	Grille classique	Grille ECN
	• Examens sytématiques :		
	- **ECBU** : afin d'éliminer une infection urinaire	2	2
	- **Echographie rénale, des voies urinaires supérieures, vésicale et prostatique avec mesure du résidu post-mictionnel**	2	2
	• **NON**, on ne réalise pas de BUD en première intention.	3	3
	- Il est indiqué lorsque le **bilan clinique et le bilan paraclinique sont normaux**	2	2
		9	

6	**Vous décidez de mettre en route un traitement par alpha-bloquants : quel est le mécanisme d'action de ces médicaments ? (4)**	Grille classique	Grille ECN
	• **Blocage des récepteurs alpha 1** situés **au niveau du trigone, de l'urètre et de la prostate**	2	2
	• Entrainant une **relaxation du col et des fibres musculaires intra prostatiques facilitant ainsi la miction.**	2	2
		4	

7	**M D. vous demande quelles sont les autres pathologies pouvant entrainer une pollakiurie. Que lui répondez-vous ? 24)**	Grille classique	Grille ECN
	• **Information claire, loyale et appropriée (Loi du 4 mars 2002)**	1	2
	• **Irritation vésicale** :	2	2
	- **Cystite** infectieuse, radique, chimique ou interstitielle	1	0,5
	- **Tumeur de vessie**, carcinome in situ	1	0,5
	- **Corps étranger vésical** : calcul, fil, ...	1	0,5
	- **Calcul du bas uretère**	1	0,5
	• **Obstruction sous-vésicale** :	2	2
	- **Adénome et cancer de prostate**	1	1
	- **Tumeur du col vésical**	1	1
	- **Sténose de l'urètre**	1	1
	• **Réduction de la capacité vésicale** :	2	2
	- Vessie séquellaire après une tuberculose ou une bilharziose urinaire, radiothérapie pelvienne, chimiothérapie endovésicale		
	- Compression extrinsèque par une tumeur pelvienne		
	• **Affections para-vésicales infectieuses :**	2	2
	- Sigmoïdite, appendicite, salpingite, pelvipéritonite		
	• **Origine neurologique :**	2	2
	- **Sclérose en plaques**	1	1
	- **Maladie de Parkinson**	1	1
	- **Traumatisme médullaire**	1	1
	• **Rétention vésicale chronique**	2	2
	• **Origine psychogène** : diagnostic d'élimination	1	2
		24	

Commentaires

QUESTIONS	COMMENTAIRES
Général	• Ce dossier fait appel à beaucoup de physiopathologie, connaissances à bien maîtriser au vue des ECN 2010
1	• Les troubles de la retenue sont les plus fréquents
2	• Les troubles de l'évacuation sont les plus graves du fait du retentissement possible sur la foncion rénale
3	• Une miction normale nécessite la contraction du muscle vésical, l'ouverture du col vésical et du sphincter strié, la bonne perméabilité de l'urètre
4	• Examen clinique = interrogatoire + examen physique
5	• Toujours répondre par OUI ou NON lorsque c'est demandé • Il faut éliminer une pathologie organique
6	• Choix thérapeutique en fonction du type de trouble, de son étiologie et du retentissement sur le sujet
7	• Ne jamais oublier l'information du patient quand c'est lui qui pose une question • Pollakiurie et urgenturie répondent aux mêmes étiologies et peuvent être classés selon leur mécanisme physiopathologique

Items abordes

TYPE	ITEMS			INTITULES
	PARTIE	MODULE	NUMERO	
Question principale	III	-	341	Troubles de la miction
Questions accessoires	II	-	247	Hypertrophie bénigne de la prostate

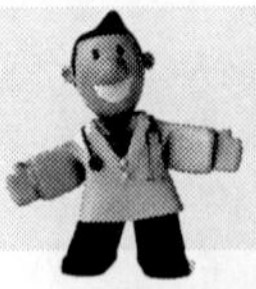

LE + : POUR MIEUX ASSIMILER

FICHE SYNTHESE
(SYNTHESE et POINTS CLES)

- Les troubles de la miction sont séparés en 2 groupes :
  - **Troubles de la retenue vésicale** : pollakiurie, impériosité, incontinence
  - **Troubles de l'évacuation vésicale** : dysurie et r étention vésicale
- En fontion des pathologies, ces symptômes sont diversement associés
- Le diagnostic des troubles se fait par l'examen clinique.
- Le bilan complémentaire permet **d'éliminer une pathologie organique**
- Pollakiurie et urgenturie imposent le même bilan et répondent aux mêmes étiologies
- La dysurie, difficulté à uriner, peut être consécutive à un obstacle organique ou fonctionnel
- Le diagnostic de dysurie peut être difficile quand elle s'est installée progressivement et que le patient s'y est habitué. En cas de doute, la réalisation d'une débimétrie pertmet d'authentifier la dysurie
- La rétention vésicale aiguë est définie par l'absence de d'urine émise avec globe vésical avec une envie furieuse et douloureuse d'uriner. Elle se différencie de l'anurie quand il n'y a pas d'urine émise avec vessie vide.
- Le traitement évacuateur (par sondage urétral ou cathétérisme sus-pubien) est une urgence lors de la rétention vésicale aiguë
- La rétention vésicale chronique se définit par l'impossibilité de vider complètement sa vessie lors de la miction
- La démarche diagnostique devant une rétention vésicale est la même que devant une dysurie

Consensus

Dossier de spécialité N° 3

Une histoire de prostate

1 Enoncé

Un homme de 60 ans vient vous consulter dans le cadre d'une visite systématique au cours de laquelle il vous fait part de ses inquiétudes quant au cancer de la prostate. En effet, il vous apprend que son frère de 57 ans est décédé le mois dernier des suites de cette pathologie.

Question 1 :
Quels critères permettent de définir une forme héréditaire de cancer de prostate?

Au cours de la consultation, il vous informe que sa femme est suivie pour un cancer du sein découvert grâce au dépistage organisé. Il vous demande s'il n'existe pas de campagne similaire pour le dépistage du cancer de la prostate.

Question 2 :
Que lui répondez-vous? Rappelez les critères nécessaires à la mise en place d'un dépistage de masse.

Ce patient est en bon état général. Il ne se plaint d'aucun symptôme urinaire. L'examen physique est normal et retrouve une prostate souple, sans asymétrie ni nodule pierreux.
Il a pour seul antécédent une fibrillation atriale traitée efficacement par Cordarone et Sintrom.
Vous lui prescrivez un bilan biologique. Le PSA plasmatique total revient à 7,2 ng/mL et le rapport PSA (libre) / PSA (plasma) est de 0,1.

Question 3 :
Inquiet, le patient vous interroge sur la signification de ces données biologiques et leur utilité. Que lui répondez-vous ?

Question 4 :
Quel examen complémentaire à visée étiologique réalisez-vous ? Décrivez la technique et donnez-en les principales complications.

Le diagnostic d'adénocarcinome prostatique Gleason 7 (4+3) est confirmé.

Question 5 :
Complétez votre bilan.

Ce bilan revient négatif.

Question 6 :
Quels traitements pouvez-vous proposer à votre patient. Que lui dites-vous quant aux effets secondaires et complications ?

Question 7 :
Détaillez la surveillance du cancer à votre patient.

2 Corrigé

LE + : PREMIERE LECTURE, CONSEILS ET ASTUCES

- **Appréciation globale et difficulté du dossier :**
  - Dossier de difficulté modérée sur le cancer de la prostate, qui fait appel à quelques notions de santé publique et rappelle les indications et la signification du PSA.
  - Difficulté : 2/3
  - A classer en 2ème position parmi les 3 dossiers de l'épreuve
- **Zéros et mots clés à inscrire sur le brouillon :**
  - Réunion de concertation pluridisciplinaire
  - Anatomopathologie
  - Arrêt des anticoagulants avant les biopsies
- **Astuces, réflexes et pièges :**
  - La bonne compréhension des notions entourant le PSA est primordiale, notamment pour pouvoir les expliquer de façon claire et compréhensible aux patients

GRILLE DE CORRECTION

1	**Quels critères permettent de définir une forme héréditaire de cancer de prostate? (10)**	**Grille classique**	**Grille ECN**
	• **3 apparentés atteints au premier ou deuxième degré**	**5**	**5**
	• ou **2 apparentés s'ils sont détectés avant 55 ans**	**5**	**5**
		10	

2	**Que lui répondez-vous? Rappelez les critères nécessaires à la mise en place d'un dépistage de masse. (19)**	**Grille classique**	**Grille ECN**
	• **Non, il n'existe pas de dépistage de masse du cancer de la prostate**	**3**	**4**
	- **C'est un dépistage individuel, après information du patient entre 50 et 75 ans, voire à partir de 45 ans en cas d'antécédent familial.**	**2**	**1**
	- **Il associe TR et dosage du PSA plasmatique total.**	**1**	**1**
	• Critères d'indication d'un dépistage de masse :		
	- **Liés à la maladie** :	**-**	**2**
	× **Bien définie**	**1**	**-**

× **Dont l'évolution naturelle est bien connue**	1	1
× **Curable**	1	1
× **Dont le pronostic est amélioré par le dépistage ou le diagnostic** (ou traitment) précoce diminue la mortalité ou morbidité	1	2
× Fréquente		
× **Grave** en termes de pronostic vital ou fonctionnel	1	1
- **Liés à la population cible :**		2
× **Sensibilisée à la maladie et à ses conséquences**	1	1
× **Acceptant le test de dépistage**	1	-
× **Ayant accès aux structures de dépistage**	1	-
- **Liés au test :**		2
× **Sensible et spécifique**	1	1
× **Valide, efficace**	1	-
× **Efficient**	1	-
× **Reproductible**	1	-
× **Rapide, peu coûteux, acceptable**	1	-
	19	

3 — **Inquiet, le patient vous interroge sur la signification de ces données biologiques et leur utilité. Que lui répondez-vous ? (13)**	Grille classique	Grille ECN
• **PSA : antigène spécifique de la prostate et non du cancer de la prostate**	3	5
- **Il est augmenté en cas de: adénome ou cancer de prostate, prostatite aiguë, massage prostatique, endoscopies, biopsies**	1	2
- Sa valeur normale est inférieure à 4ng/ml		
• Il existe une **forme libre et une forme liée à l'alpha1 antichymotrypsine :**	2	2
- **La forme liée représente 80-90% du PSA total et est plus élevée en cas de cancer**	1	-
- **Le rapport PSA libre/PSA total diminue donc en cas de cancer** : il permet de discriminer le cancer de l'adénome quand le taux de PSA total est entre 4 et 10 ng/ml	1	-
- **Une valeur de ce rapport <15% oriente vers un cancer**	1	-
• En cas de cancer avéré, il a un apport :	1	1
- **Diagnostique**: s'il est > 10, on retrouve un cancer dans 80% des cas	1	1
- **Pronostique**	1	1
- **Stadification**: s'il est supérieur à 100, on retrouve des métastases dans 100% des cas	1	1
- **Surveillance et suivi thérapeutique**		
	13	

4	Quel examen complémentaire à visée étiologique réalisez-vous ? Décrivez la technique et donnez-en les principales complications. (18)	Grille classique	Grille ECN
•	**Biopsies prostatiques multiples** (6 biopsies de chaque lobe, vésicules séminales, zones suspectes en échographie) :	3	3
	- **Après information du malade**	1	2
	- **Sous échographie endorectale : Cartographie prostatique**	1	1
	- **Sous AL (parfois AG)**	1	-
	- **En ambulatoire (ou courte hospitalisation)**	1	-
	- **Après un ECBU négatif**	1	-
	- **Après lavement rectal la veille et le matin**	1	-
	- **Sous antibioprophylaxie** (Quinolones)	1	-
	- **Après arrêt des anticoagulants et vérification du bilan d'hémostase :**	3PMZ	5
	× Arrêt du Sintrom 5 jours avant avec relais par héparine		
	× Arrêt de l'héparine 4 à 12h avant le geste		
	× Reprise héparine 6h après le geste et relais héparine/AVK à J1	1	3
	- **Envoi en anatomopathologie**		
•	Principales complications :	1	1
	- **Hémorragiques** : hématurie, hémospermie, rectorragies	1	1
	- **Infectieuses** : prostatite, septicémie	1	1
	- **Mauvaise tolérance** : douleur, malaise vagal	1	1
	- **Rétention aiguë d'urines**		
		18	

5	Complétez votre bilan. (14)	Grille classique	Grille ECN
•	**Extension locale :**	-	1
	- TR		
	- PSA		
•	**Extension extra-prostatique :**	-	2
	- **IRM avec antenne endorectale**	3	3
	- Aires ganglionnaires		
•	**Extension à distance :**	-	1
	- Aires ganglionnaires		
	- Hépatomégalie		
	- **Fractures périphériques, douleurs osseuses**	1	1
	- Examen neurologique		
	- **Scanner abdomino-pelvien car Gleason > 7**	2	3
	- **Radiographie thoracique**	1	-
	- **Scintigraphie osseuse car Gleason > 7**	2	2
•	Discuter un curage ganglionnaire hypogastrique et iliaque externe si traitement curateur et bilan négatif		
•	Bilan biologique standard		
•	**Bilan du terrain: ECG, échographie cardiaque**	2	1
•	**Consultation d'andrologie avant le traitement**	3	-
		14	

6	Quels traitements pouvez-vous proposer à votre patient. Que lui dites-vous quant aux effets secondaires et complications ? (18)	Grille classique	Grille ECN
•	**Après Réunion de Concertation Pluridisciplinaire et avis du patient :**	3	3
	- **Traitement curateur** car patient jeune, sans comorbidité, cancer localisé	1	-
	- **Prostatectomie totale chirurgicale avec curage ganglionnaire**	2	2
	- Ou **radiothérapie externe**	2	2
•	**Mesures sociales** :	-	1
	- Soutien psychologique, associations de malades,		
	- Prise en charge à 100%, ALD30		
•	Complications de la prostatectomy :		
	- **Incontinence urinaire**	1	1
	- **Ejaculation rétrograde**	1	1
	- **Impuissance**	1	1
	- **Complications opératoires: hémorragies, infection, décubitus**	1	1
	- Sténose de l'anastomose		
	- **Récidive**	1	1
•	Complications de la radiothérapie :		
	- **Incontinence urinaire**	1	1
	- **Impuissance**	1	1
	- **Cystite et rectite radique**	1	1
	- **Troubles de l'érection**	1	1
	- **Récidive**	1	1
		18	

7	Détaillez la surveillance du cancer à votre patient. (8)	Grille classique	Grille ECN
•	**Information claire, loyale et appropriée, loi du 4 mars 2002**	2	1
•	**Rassurer le patient**	-	1
•	**Surveillance à vie :**	2	2
	- D'abord à 1-3-6 mois puis 1 fois par an		
•	Clinique :		
	- **TR**	1	1
	- Libido		
	- Sexualité		
	- **Etat général**	1	1
	- **Effets secondaires des traitements**	1	1
•	Paraclinique :		
	- **PSA total**	1	1
		8	

COMMENTAIRES

QUESTIONS	COMMENTAIRES
Général	• Dossier complet sur le cancer de la prostate tombable aux ECN
1	• On n'hérite pas d'un cancer mais de la prédisposition à un cancer
2	• Bien connaître les critères du dépistage de masse, c'est une question qui tombe souvent en dossier
3	• Notion sur le PSA à maitriser
4	• Ne pas passer à côté des AVK
5	• Penser à l'IRM endo-rectale
6	• Cancérologie= RCP
7	• Toujours penser à l'information du patient (claire, loyale, appropriée)

ITEMS ABORDES

TYPE	ITEMS			INTITULES
	PARTIE	MODULE	NUMERO	
Question principale	I	10	156	Cancers de la prostate
Questions accessoires	I	10	139	Facteurs de risque, prévention et dépistage des cancers

LE + : POUR MIEUX ASSIMILER

FICHE SYNTHESE
(SYNTHESE et POINTS CLES)

Le cancer de la prostate est un sujet classique, potentiellement tombable car c'est un problème de santé publique. **A 80 ans, 60% des hommes ont un cancer de la prostate.**

Le **dépistage de masse** n'existe pas pour le moment

C'est un **cancer hormono-dépendant** dans 80% des cas.

Longtemps **asymptomatique** car se développe à partir de la **zone périphérique** contrairement à l'adénome.

Dans le bilan d'extension, penser à **l'IRM endo-rectale.** Le scanner abdomino-pelvien n'est réalisé

que si le Gleason est supérieur à 7 et le PSA supérieur à 10ng/ml
Traitement : l'abstention thérapeutique et la curiethérapie n'ont que très peu d'indications.
La surveillance est classique mais repose principalement sur le dosage du PSA.

FICHE CONSENSUS (CONFERENCES DE CONSENSUS et RECOMMANDATIONS)	
HAS	**Dépistage du cancer de la prostate. Analyse critique des articles issus des études ERSPC et PLCO publiées en mars 2009**

A l'issue de l'analyse critique des articles issus des études ERSPC et PLCO publiés en mars 2009 au vu des travaux récents parus en France, la HAS :

- Considère **qu'aucun élément scientifique nouveau n'est de nature à justifier la réévaluation de l'opportunité de la mise en place d'un programme de dépistage systématique du cancer de la prostate par dosage du PSA ;**

- Rappelle, dans ces conditions, les recommandations publiées par l'Anaes en 1999 et 2004 considérant que « **les connaissances actuelles ne permettent pas de recommander un dépistage de masse du cancer de la prostate » par dosage du** PSA et propose que soit étudiée l'inscription au programme de travail de la HAS de l'élaboration de recommandations professionnelles afin de préciser les indications du dosage du PSA dans le cadre de la démarche diagnostique ;

- Relève l'existence d'éléments concordants tendant à démontrer l'importance des inconvénients du dépistage et insiste sur la nécessité de mieux apprécier les effets délétères des pratiques actuelles de prescription des dosages de PSA, au moyen de la mise en place d'une étude de pratiques ;

- Insiste enfin sur **l'importance de l'information à apporter aux hommes envisageant la réalisation d'un dépistage individuel du cancer de la prostate** et rappelle l'existence d'un guide d'information publié par l'Anaes en 2004, dont la mise à jour devra être réalisée conformément aux recommandations de la HAS sur l'élaboration de l'information à destination des patients et en fonction des données acquises de la science, par la HAS en collaboration avec l'INCa.

Dossier de spécialité N° 4

Une grossesse compliquée

1 Enoncé

Vous recevez aux urgences Mme L, âgée de 28 ans, enceinte de 29 SA qui se plaint de douleurs lombaires droites associées à une fièvre de 38,5℃ évoluant depuis ce matin. Elle rapporte depuis hier des brûlures mictionnelles.
Cette patiente n'a pas d'antécédent et sa grossesse se déroule normalement jusqu'à présent.

L'examen clinique retrouve une température à 38,7℃. Il existe un empâtement de la fosse lombaire droite ainsi qu'une douleur provoquée à son ébranlement.
Sur le plan gynécologique, la patiente présente des contractions utérines douloureuses et régulières. L'examen au spéculum est normal.
La palpation abdominale montre un utérus contractile.
Au toucher vaginal le col est mi-long, mou, centré, perméable au doigt à l'orifice interne.

Question 1 :
Quel est votre diagnostic ? Argumentez votre réponse.

Question 2 :
Quels sont les facteurs favorisants l'infection urinaire au cours de la grossesse ?

Question 3 :
Quels sont les risques encourus par la mère et le fœtus si un traitement n'est pas rapidement mis en œuvre ?

Question 4 :
Quels examens complémentaires demandez-vous ?

Question 5 :
Quel traitement mettez-vous en place pour l'épisode actuel ?

Question 6 :
Rappelez les critères permettant de poursuivre le traitement de cette pathologie sur ce terrain à domicile.

Question 7 :
Quelle prise en charge instaurez-vous pour la suite de la grossesse et après l'accouchement ?

Question 8 :
Citez les principaux antibiotiques contre-indiqués durant la grossesse.

2 Corrigé

Le + : PREMIERE LECTURE, CONSEILS ET ASTUCES

- **Appréciation globale et difficulté du dossier :**
  - Dossier modérément difficile et transversal entre de l'obstétrique et des maladies infectieuses
  - Difficulté : 2/3
  - A classer en 2ème position parmi les 3 dossiers de l'épreuve
- **Zéros et mots clés à inscrire sur le brouillon :**
  - Antibiotiques contre-indiqués dans la grossesse
  - Corticothérapie prénatale
  - Contre-indication de la tocolyse = chorioamniotite
- **Astuces, réflexes et pièges :**
  - Grossesse = mère + fœtus
  - Tocolyse = bilan préthérapeutique (kaliémie, glycémie, ECG, examen clinique cardiovasculaire) + échographie de col

Grille de correction

1	Quel est votre diagnostic ? Argumentez votre réponse.	Grille classique	Grille ECN
•	**Probable pyélonéphrite aiguë droite compliquée d'une menace d'accouchement prématuré chez une femme de 28 ans à 29 SA.**	6	6
•	Pyélonéphrite droite devant :		
-	Le **syndrome infectieux** : fièvre entre 38,5 et 38,7°C.	1	1
-	**Douleur lombaire droite spontanée et provoquée, empâtement de la fosse lombaire droite.**	1	1
-	Signes fonctionnels urinaires : **brûlures mictionnelles**.	1	1
-	Argument de fréquence : l'infection urinaire est la plus fréquente chez la femme enceinte.		
•	Menace d'accouchement prématuré (MAP) :		
-	**Contractions utérines douloureuses et régulières**	1	1
-	**+ Modifications du col**	1	1
-	**+ Grossesse < à 37 SA**	1	1
		12	

2	Quels sont les facteurs favorisants l'infection urinaire au cours de la grossesse ? (13)	Grille classique	Grille ECN
•	Facteurs **mécaniques** :	-	2
	- **Compression de la vessie** par l'utérus entrainant une **mauvaise**	1+1	1
	vidange vésicale et un résidu post-mictionnel.	1	-
	- **Compression des uretères** entrainant une **stase urinaire**	1+1	1
	- **Reflux vésico-urétéral** par étirement des uretères, entrainant des pyélonéphrites plus fréquentes à droite	1	1
•	Facteurs **hormonaux** :	-	2
	- Progestérone : **diminue le péristaltisme urétéral** et **favorise**	1+1	1+1
	l'hypotonie des voies urinaires favorisant la **stagnation et le reflux des urines.**	1	1
	- Œstrogènes : entraine une **congestion vésicale** favorisant	1	1
	l'adhérence des germes à l'urothélium	1	1
•	**Phénomènes physiologiques** :	-	1
	- **Glycosurie**, alcalinisation des urines, pullulation microbienne vulvo-périnéale	1	-
	- Autres : **diabète gestationnel**, infection cervico-vaginale, malformation des voies urinaires, antécédents d'infection urinaire	1	-
		13	

3	Quels sont les risques encourus par la mère et le fœtus si un traitement n'est pas rapidement mis en œuvre ? (5)	Grille classique	Grille ECN
•	Complications **maternelles** :	1	2
	- **Récidives de pyélonéphrite**	0,5	0,5
	- **Abcès/phlegmon rénal**	0,5	-
	- **Bactériémie/choc septique**	0,5	-
	- Pyélonéphrite chronique		
	- Décès		
•	Complications **foetales** :	1	2
	- **Prématurité spontannée**	0,5	0,5
	- **Hypotrophie foetale**	0,5	-
	- **Infection neonatale**	0,5	-
	- Augmentation de la mortalité périnatale		
		5	

4	Quels examens complémentaires demandez-vous ? (21)	Grille classique	Grille ECN
•	**Bilan maternel du syndrome infectieux** :	1	1
	- **BU/ECBU avec antibiogramme**	1+1	1+1
	- **NFS, CRP** : recherche d'un syndrome inflammatoire biologique		1
	- **Hémocultures** si temperature > 38,5°C et/ou frissons **avec recherche**	1	1
	de Listeria Monocytogenes	1	1
	- **Prélèvements vaginaux**	1	1
•	**Bilan maternel rénal** :	1	
	- **Ionogramme sanguin**	0,5	0,5

- **Créatininémie, urée**	0,5	0,5
- **Échographie rénale et des voies urinaires bilatérales et comparatives** :	1	2
× Dilatation pyélocalicielle	-	0,5
× Obstacle sur les voies urinaires	-	0,5
× Abcès rénal	-	0,5
• **Bilan de la MAP : échographie du col utérin par voie endovaginale :**	1+1	1+1
- **Mesure de la longueur cervicale**	1	1
• **Bilan du retentissement foetal** :	1	1
- **Electrocardiographie externe**	1	1
- **Échographie obstétricale** avec **évaluation du bien-être fœtal** (score de Maning)	1+1	1+1
• **Bilan préthérapeutique** :	2PMZ	2
- Ionogramme sanguine : **kaliémie**	1	0,5
- **Glycémie**	1	-
- **ECG**	1	-
	21	

5 Quel traitement mettez-vous en place pour l'épisode actuel ? (27)	Grille classique	Grille ECN
• **Urgence thérapeutique**	1	2
• **Hospitalisation en service d'obstétrique**, en **centre de médecine périnatale de niveau adapté au terme et au poids fœtal estimé**	1+1	1
• Mise en condition :		
- Repos au lit		
- Voie veineuse périphérique		
- **Monitoring foetal**	1	1
• **Traitement spécifique, étiologique :**	1	1
- **Antibiothérapie probabiliste**	1	1
- **Après les prélèvements bactériologiques sans en attendre les résultats**	1	1
- **Adaptée secondairement à l'antibiogramme**	1	1
- **A bonne diffusion urinaire**	1	1
- **Bactéricide**	1	1
- Hors contre-indication		
- **Active sur les BGN (E Coli)**	1	1
- **IV puis relais per os après 48h d'apyrexie**	1	1
- Pour un **total de 3 semaines**	1	1
- Exemple :		
× C3G : ceftriaxone		
× +ou- Aminoside : gentamicine dans les formes sévères pendant 1 à 3 jours		
• Traitement symptomatique :		
- **Tocolyse :**	2PMZ	2
× **Hors contre-indication : éliminer la chorioamniotique**	1	1
× **Après bilan pré-thérapeutique**	1	1

× **Béta 2 mimétique**	0,5	-
× **Inhibiteur calcique**	0,5	-
× **Antagoniste ocytocique**	0,5	-
- **Corticothérapie prénatale**	2PMZ	2
- Hydratation		
- **Traitement antipyrétique : paracétamol per os 4g/24h**	1	2
• **Surveillance materno-fœtale clinique et paraclinique de l'efficacité et tolérance du traitement :**	2	2
- Maternelle :		
× **Température**, pouls, PA	0,5	0,5
× **Douleurs**, diurèse	0,5	0,5
× **Contractions utérines**	0,5	0,5
× Syndrome inflammatoire biologique (NFS, CRP) et fonction rénale	-	0,5
× **Echographie de col**	0,5	0,5
× **Stérilisation de l'ECBU** : 48h après le début de l'antibiothérapie puis 8-10 jours après l'arrêt du traitement	0,5	0,5
- Fœtale :		
× **Mouvements actifs fœtaux**	0,5	0,5
× **Rythme cardiaque foetal**	0,5	0,5
	27	

6	**Rappelez les critères permettant de poursuivre le traitement de cette pathologie sur ce terrain à domicile. (7)**	Grille classique	Grille ECN
•	**Grossesse de moins de 24 semaines**	1	1
•	**Tolérance d'un traitement par voie orale**	1	1
•	**Absence de comorbidités associées**	1	1
•	**Absence de signes de gravité**	1	1
•	**Hyperthermie modérée (< à 38,5°C)**	1	1
•	**Examen obstétrical normal**	1	1
•	**Conditions socio-économiques favorables pour un traitement ambulatoire**	1	1
		7	

7	**Quelle prise en charge instaurez-vous pour la suite de la grossesse et après l'accouchement ? (10)**	Grille classique	Grille ECN
•	Après cet épisode :		
	- **Antibiothérapie** pendant **3 semaines au total**	1+1	1+1
	× **Per os**	1	-
	× **Amoxicilline, Augmentin**	1	1
	- **Poursuite des règles hygiéno-diététiques**	1	2
	- **ECBU mensuel jusqu'à l'accouchement puis à un mois de l'accouchement**	1+1	1+1
•	**A 3 mois de l'accouchement :**	1	-
	- **Bilan urologique** : UIV, recherche d'une malformation des voies urinaires	2	3
		10	

8	Citez les principaux antibiotiques contre-indiqués durant la grossesse. (5)	Grille classique	Grille ECN
	• Tétracyclines	1	1
	• Aminosides	1	1
	• Quinolones	1	1
	• Sulfamides	1	1
	• Phénicolés	1	1
		5	

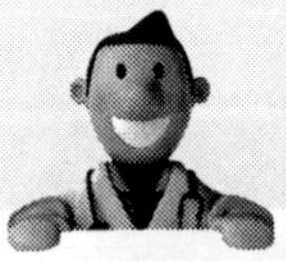

COMMENTAIRES

QUESTIONS	COMMENTAIRES
Général	• Ce type de dossier est déjà tombé en 2006, il est donc indispensable de le maitriser
1	• Justification de la pyélonéphrite et de la menace d'accouchement prématuré
3	• Versant maternel et versant fœtal
4	• Bilan maternel et fœtal • Ne pas oblier le bilan préthérapeutique
5	• Corticothérapie prénatale • Traiter la menace d'accouchement prématurée et sa cause • Surveillance fœtale et maternelle
7	• Surveillance mensuelle par ECBU • Ne pas oublier le bilan urologique à distance
8	• Penser au moyen mnémotechnique : « Tes amis qui saoulent Nicole »

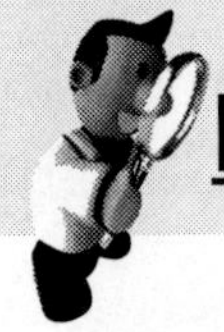

ITEMS ABORDES

TYPE	ITEMS			INTITULES
	PARTIE	MODULE	NUMERO	
Question principale	I	7	93	Infections urinaires de l'enfant et de l'adulte. Leucocyturie
Questions accessoires	I	2	17	Principales complications de la grossesse
	I	2	20	Prévention des risques fœtaux : infection, médicaments…

LE + : POUR MIEUX ASSIMILER

FICHE SYNTHESE
(SYNTHESE et POINTS CLES)

Toute fièvre au cours de la grossesse est une listériose jusqu'à preuve du contraire

- Les risques pour la grossesse :
  - Pronostic maternel : rarement directement mis en jeu. Il dépend de l'étiologie de la fièvre
  - Pronostic obstétrical : **la fièvre peut provoquer des contractions utérines**. Elle est un **facteur de risque d'accouchement prématuré**
  - Pronostic fœtal : la fièvre peut être le symptôme d'une pathologie potentiellement dangereuse pour la grossesse, exposant l'enfant à naître au rsique d'embryofoetopathie, de mort fœtale in utéro, d'infection néonatale…

- Devant une fièvre chez la femme enceinte se poser les questions suivantes :
  - Signe clinique évocateur d'une étiologie en particulier ?
  - **Statut sérologique maternel** ?
  - Comment le **fœtus tolère-t-il cette fièvre** ?
  - Y a-t-il une **menace d'accouchement prématuré ?**
  - Y a-t-il une **rupture prématurée des membranes** ?

- **La pyélonéphrite aiguë est la cause la plus fréquente de fièvre chez la femme enceinte.**
  - Elle associe une fièvre, des signes fonctionnels urinaires, une douleur lombaire avec douleur à l'ébranlement du rein atteint, un syndrome infectieux et inflammatoire.
  - Son diagnostic repose sur l'ECBU
  - Une échographie rénale est nécessaire à la recherche d'une complication : obstruction (indication de dérivation en urgence des urines), abcès rénal…

Dossier de spécialité N° 5

Un accident de vélo

1 Enoncé

Vous êtes interne en urologie et ce soir vous êtes de garde aux urgences.
Pas très motivé, vous retrouvez un peu d'entrain quand vous voyez sur le tableau qu'un jeune homme de 20 ans vient pour le motif suivant : traumatisme pelvien secondaire à une chute sur son cadre de vélo. Vous décidez d'aller l'examiner.

Question 1 :
Avant même d'aller voir le patient vous suspectez un diagnostic, lequel ? Pourquoi ?

Question 2 :
Qu'allez vous recherchez à l'examen clinique ?

Votre diagnostic se confirme et vous retrouvez également un globe vésical.
Question 3 :
Vous décidez d'un drainage par cathéter sus pubien. Quelles sont les contre-indications du sondage vésical ?
Quel conseil donnez-vous au patient ? Pourquoi ?

Question 4 :
Quel est votre bilan para clinique ?

Question 5 :
Comment traitez-vous votre patient ?

Question 6 :
Le patient s'inquiète des complications possibles. Que lui répondez-vous ?

Question 7 :
Vous remarquez que le patient s'est également blessé la main gauche en chutant.
Décrivez votre examen clinique devant une plaie de la main.

Question 8 :
L'externe qui vous suit s'intéresse maintenant aux traumatismes de l'urètre postérieur et vous demande les circonstances de survenue et les principales complications.
Que lui répondez-vous ?

2 Corrigé

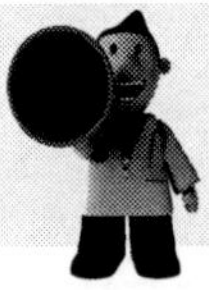

Le + : PREMIERE LECTURE, CONSEILS ET ASTUCES

- **Appréciation globale et difficulté du dossier :**
  - Dossier de traumatologie de difficulté modérée
  - Difficulté : 2/3
  - A classer en 3ème position parmi les 3 dossiers de l'épreuve
- **Zéros et mots clés à inscrire sur le brouillon :**
  - Plaie = SAT-VAT
  - Horaire de la dernière miction, envie d'uriner
- **Astuces, réflexes et pièges :**
  - Traumatisme de l'urètre postérieure = polytraumatisme
  - Polytraumatisme : hiérarchiser les urgences

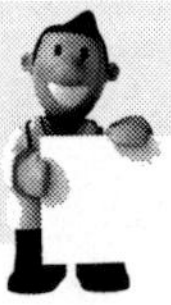

Grille de correction

1	Avant même d'aller voir le patient vous suspectez un diagnostic, lequel ? Pourquoi ? (5)	Grille classique	Grille ECN
	• **Rupture de l'urètre antérieure**	3	3
	• **Traumatisme typique par chute directe sur l'urètre antérieure** (cadre de vélo, cheval d'arçon)	2	2
		5	

2	Qu'allez vous recherchez à l'examen clinique ? (23)	Grille classique	Grille ECN
	• **Interrogatoire** :	1	2
	- **Antécédents medico-chirurgicaux, traitements en cours,** allergies	1+1	1
	- **Profession, activité sportive**	1+1	1+1
	- **Circonstance de survenue et mécanisme lésionnel**	1+1	1+1
	- Existence de **douleurs péniennes** et leurs caractéristiques	1	1
	- **Urétrorragie, hématurie initiale**	1+1	1+1
	- **Envie d'uriner, date dernière miction**	1+1PMZ	1+1
	• **Examen physique** :	1	2

- **Constantes**	1	1
- Examen abdominal : **globe vésical**	2	2
- Examen des **OGE : hématome de la verge, plaie pénienne**	2	2
- **TR : aspect de la prostate** ? qui doit être normale dans ce cas	2	2
- **Recherche d'autres lésions** : osseuses, traumatisme crânien, examen neurologique complet, plaies cutanées…	2	2
- **Examen général systématique**	1	-
	23	

3	Vous décidez d'un drainage par cathéter sus pubien. Quelles sont les contre-indications du sondage vésical ? Quel conseil donnez-vous au patient ? Pourquoi ? (8)	Grille classique	Grille ECN
	• Contre-indications du sondage vésical :		
	- **Suspicion de traumatisme de l'urètre ou traumatisme avéré**	1	1
	- **Prostatite aiguë**	1	1
	- **Jeune garçon**	1	1
	- **Antécédent de sténose urétrale**	1	1
	• Conseil au patient :		
	- **Interdiction de pousser pour uriner**	2	2
	- **Risque d'aggravation de l'uro hématome probable**	2	2
		8	

4	Quel est votre bilan para clinique ? (5)	Grille classique	Grille ECN
	• Biologique :		
	- **NFS, hémostase**	1	-
	• Imagerie :		
	- **Urétrographie retrograde et/ou UIV :**	3	3
	× **Recherche d'une extravasation de produit de contraste si rupture**	1	2
	× (Si simple contusion : aucune extravasation)		
		5	

5	Comment traitez-vous votre patient ? (10)	Grille classique	Grille ECN
	• **Urgence** :	0,5	1
	- **Cathétérisme sus pubien** laissé en place avec **une nouvelle**	3	2
	cystographie sus pubienne 10 jours plus tard	2	2
	- **+/- Traitement d'une infection urinaire** associée	0,5	1
	- **Antalgiques adaptés** à l'échelle visuelle analogue	1	1
	• **Surveillance de la tolérance et l'effacité du traitement :**	1	1

- **Clinique** : troubles mictionnels	0,5	0,5
- **Para clinique :** urétrographie rétrograde per mictionnelle	0,5	0,5
• **+/- Traitement chirurgical à distance d'une éventuelle sténose urétrale cicatricielle**	1	1
	10	

6	Le patient s'inquiète des complications possibles. Que lui répondez-vous ? (8)	Grille classique	Grille ECN
	• **Information claire, loyale et appropriée**	3	1
	• **Rassurer le patient :**	2	1
	- **Hémorragie importante** par lésion du corps spongieux périe-urétral qui cède généralement par compression (si échec, traitement chirurgical)	1	2
	- **Infection de l'uro hématome** pouvant nécessiter un drainage en plus du traitement antibiotique	1	2
	- **Sténose urétrale** au niveau de la lésion : nécessite parfois un traitement chirurgical	1	2
		8	

7	Vous remarquez que le patient s'est également blessé la main gauche en chutant. Décrivez votre examen clinique devant une plaie de la main. (31)	Grille classique	Grille ECN
	• **Examen clinique avant toute anesthésie ou pose de garrot**	2	2
	• **Examen méthodique consigné par écrit et schéma daté, signé**	2	2
	• **Interrogatoire** :	1	1
	- **Horaire et circonstances du traumatisme**	1+1	1+1
	- **Nature de l'agent vulnérant et le degré de contamination**	1+1	1+1
	- Position des doigts et de la main lors du traumatisme		
	- **Terrain** :	1	2
	× **Main dominante**	1	0,5
	× **Antécédents médico-chrirurgicaux**	0,5	0,5
	× **Habitus (tabac)**	0,5	0,5
	× **SAT VAT**	1PMZ	1
	- **Horaire du dernier repas**	1	1
	• **Inspection/Palpation :**	1	1
	- **Bilan des lésions cutanées** : siège, classification, degré de contamination, lésions associées (brûlures, lésions inguéales)	1	1
	- **Bilan neurologique** :	1	1
	× Motricité : **testing musculaire, performance motrice globale de la main, évaluation des muscles extrinsèques, tendons extenseurs/fléchisseurs**	1+1+1+1	1+1+1+1
	× **Sensibilité épicritique** (test de Weber), **grossière** (test pique-touche), **thermique**	0,5+0,5 0,5	0,5+0,5 0,5
	- **Bilan vasculaire :**	1	1
	× **Pouls capillaire**	1	1

× Lésions vasculaires, saignement des berges de la plaie		
× **TRC distale, chaleur des extrémités**	**1+1**	**0,5+0,5**
- **Bilan des lésions musculaires** :	**1**	**1**
× **Loges musculaires thénarienne et hypothénarienne**	**1**	**1**
- **Bilan des lésions ostéoarticulaures** :	**1**	**1**
× **Déformations osseuses** parfois évidentes	**1**	**1**
× **Toute plaie de la face dorsale en regard d'une articulation est une plaie articulaire jusqu'à preuve du contraire**	**0,5**	**1**
	31	

8	**L'externe qui vous suit s'intéresse maintenant aux traumatismes de l'urètre postérieur et vous demande les circonstances de survenue et les principales complications.** **Que lui répondez-vous ? (10)**	**Grille classique**	**Grille ECN**
	• Circonstances de survenue :		
	- **Mécanisme indirect** :	**1**	**1**
	× **Lors d'une fracture du bassin**, le déplacement des arcs osseux antérieurs peut provoque l'arrachement ou la section de l'urètre	**1**	**1**
	- Plus rarement l'urètre sera lésé **directement par un fragment osseux**	**1**	**1**
	- Plus souvent : **contexte de polytraumatisé**	**1**	**1**
	• Complications :		
	- Soit iatrogènes lors de la réparation chirurgicale, soit liées directement au traumatisme		
	- **Rétrecissement urétral**	**1**	**1**
	- **Infection : infection de l'urohématome** avec risque de fibrose cicatricielle, epxose au risque de survenue d'une cellulite pelvi-périnéale parfois sévère	**1**	**1**
	- **Incontinence** : en cas d'atteinte sphinctérienne	**1**	**1**
	- **Impuissance transitoire ou définitive** par atteinte traumatique des nerfs érecteurs	**1**	**1**
	- **Stérilité**	**1**	**1**
	- **Complications liées aux atteintes associées du polytraumatisme**	**1**	**1**
		10	

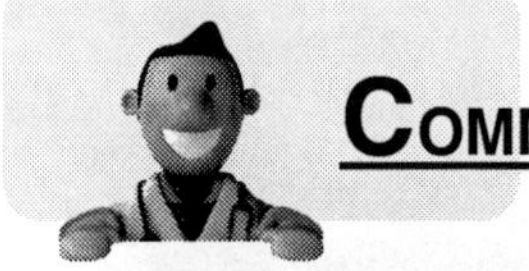

COMMENTAIRES

QUESTIONS	COMMENTAIRES
Général	• Dossier touchant plusieurs items de traumatologie. Il est peu probable qu'un dossier complet sur les traumatismes de l'urètre tombe aux ECN
1	• Les traumatismes de l'urètre antérieur sont de meilleur pronostic et de mécanisme le plus souvent direct
2	• La présence d'une plaie pénienne ou d'une fracture des corps caverneux impose

	une exploration et une réparation chirurgicale en urgence
3	• Le premier sondage chez un homme doit être fait sous surveillance médicale
4	• La NFS est souvent normale
5	• Cathétérisme posé en toute asepsie • Ne pas oublierc le traitement antalgique !
6	• Informer de façon claire, loyale et appropriée et rassurer le patient
7	• Examen clinique de la main = être systématique = peau, pouls, nerf, muscle, os
8	• Le traumatisé de l'urètre postérieur est considéré comme un polytraumatisé

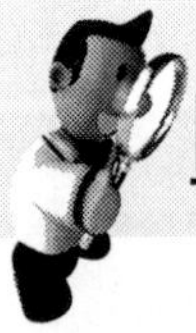

ITEMS ABORDES

TYPE	ITEMS			INTITULES
	PARTIE	MODULE	NUMERO	
Question principale	II	-	201	Evaluation de la gravité et recherche des complications précoces chez un polytraumatisé, un traumatisé pelvien et devant une pliae des parties molles
Questions accessoires	III	-	341	Troubles de la miction

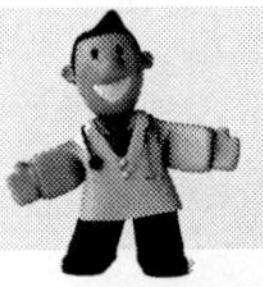

LE + : POUR MIEUX ASSIMILER

FICHE SYNTHESE
(SYNTHESE et POINTS CLES)

- Les traumatismes de l'urètre sont rares et ne se rencontrent pratiquement que chez l'homme : le plus souvent lors d'un **polytraumatisme.**
- L'atteinte de **l'urètre postérieur** résulte habituellement d'un **traumatisme fermé du pelvis** avec **fracture du bassin** (en l'absence de fracture du bassin, il n'y a pratiquement jamais de lésion traumatique de l'urètre postérieur). Les lésions siègent le plus souvent au niveau de **l'urètre membraneux.**
- Devant une atteinte de l'urètre postérieur un bilan du patient polytraumatisé doit être entrepris.
- Les traumatismes de **l'urètre antérieur** sont plus rares et de **meilleur pronostic**, du fait du siege extra-pelvien de l'urètre facilitant le diagnostic mais aussi l'abord chirurgical, et de l'absence habituelle de lesion associée

Consensus

Dossier de spécialité N° 6

Des troubles urinaires chez un homme de 72 ans

1 Enoncé

Vous recevez en consultation Mr M 72 ans qui se plaint de difficultés pour uriner. Il explique qu'il est obligé de pousser mais qu'il a la sensation que ses mictions sont incomplètes. Il se réveille une à deux fois par nuit avec parfois des envies très urgentes.

Il a comme antécédent un infarctus du myocarde il y a 3 ans. Il est traité par aspirine, Tahor et Cardensiel.

A l'examen clinique vous retrouvez une prostate augmentée de volume, d'environ 40g, souple, régulière et indolore.

Question 1 :

Résumez la symptomatologie du patient.

Quel est votre diagnostic ?

Question 2 :

Quel bilan complémentaire réalisez-vous ?

Vous lui proposez un traitement médical.

Il revient 2 ans plus tard non amélioré par les différents traitements médicamenteux essayés. Il a également fait une prostatite aiguë l'année dernière et une débimétrie réalisée il y a 3 mois montre un débit à 12 ml/sec

Question 3 :

Vous décidez d'un traitement chirurgical. Sur quels arguments ?

Quelles autres indications auriez-vous pu trouver ?

Question 4 :

Décrivez et discutez les différents traitements chirurgicaux possibles.

Question 5 :

Il s'inquiète des complications possibles liées à la chirurgie. Que lui répondez-vous ?

Question 6 :
Vous lui parlez de l'anesthésie nécessaire et il se demande si la consultation pré anesthésie est vraiment nécessaire et comment cela se passe-t-il ?

Question 7 :
Quelle surveillance mettez-vous en place ?

Question 8 :
Il revient vous voir quelques années plus tard pour une réapparition des symptômes. Citez les diagnostiques possibles ?

2 Corrigé

Le + : PREMIERE LECTURE, CONSEILS ET ASTUCES

- **Appréciation globale et difficulté du dossier :**
  - Dossier facile mise à part la question sur la consultation d'anesthésie qui peut poser problème
  - Difficulté : 1/3
  - A classer en 1ème position parmi les 3 dossiers de l'épreuve
- **Zéros et mots clés à inscrire sur le brouillon :**
  - Dosage du PSA
  - Troubles mictionnels : évaluer le retentissement sur la qualité de vie
  - Anesthésie générale : obtention du consetement libre et éclairé après information
- **Astuces, réflexes et pièges :**
  - Classer les troubles mictionnels en troubles irritatifs et obstructifs

Grille de correction

1	Résumez la symptomatologie du patient. Quel est votre diagnostic ? (11)	Grille classique	Grille ECN
•	**Troubles obstructifs** :	2	2
	- **Dysurie** :	1	1
	× Mictions par poussées		
	× Mictions incomplètes		
	× Gouttes retardataires		
•	**Troubles irritatifs** :	2	2
	- **Pollakiurie nocturne**	1	1
	- **Impériosités, urgenturie**	1	1
•	**Hypertrophie bénigne de la prostate symptomatique**	4	4
		11	

2	Quel bilan complémentaire réalisez-vous ? (11)	Grille classique	Grille ECN
•	Bilan clinique :		

- **Débimétrie mictionnelle**	1	1
- Examen des **organes génitaux externes**	0,5	-
- Recherche d'une **sténose du meat**	0,5	-
- Recherché de **complications :**	1	0,5
× **Rénale (gros rein)**	-	1
× **Hernie inguinale**	-	0,5
× **Infection** : épididymite, prostatite	-	0,5
- **Retentissement : score IPSS, qualité de vie**	1	1
• Bilan para clinique :		
- **ECBU : éliminer une infection urinaire**	1	0,5
- **Ionogramme sanguin, urée, créatininémie : retentissement rénal**	0,5+0,5	0,5+0,5
- **Proposer un dosage du PSA** : non systématique	1	1
- **Echographie réno-vésico-prostatique :**	1	1
× **Poids** de la prostate	-	1
× Visualisation du **lobe médian**	-	1
× **Complications** : lithiase urinaire, dilatation des cavités pyélo-calicielles, résidu post mictionnel	-	1
	11	

3	**Vous décidez d'un traitement chirurgical. Sur quels arguments ? Quelles autres indications auriez-vous pu trouver ?**	Grille classique	Grille ECN
	• Arguments présents :		
	- **Inefficacité du traitement medical**	1	1
	- **Débit urinaire < 12 ml/sec**	1	1
	- **Un épisode de prostatite**	1	1
	• Autres indications :		
	- **RPM > 100-150 cc**	2	2
	- **Diverticules vésicaux et/ou calculs de vessie**	2	2
	- **Retentissement sur le haut appareil urinaire**	2	2
	- **Rétention aiguë ou chronique d'urines (vessie de lutte)**	2	2
	- Infections urinaires ou hématuries à répétition		
		11	

4	**Décrivez et discutez les différents traitements chirurgicaux possibles. (11)**	Grille classique	Grille ECN
	• **Résection transurétrale de prostate :**	2	2
	- Sous **anesthésie générale**	0,5	-
	- **Résection par les voies naturelles**	0,5	1
	- **De l'adénome en laissant en place la capsule prostatique**	0,5	1
	- **Sous cystoscopie**	0,5	-
	- Prostate < 50-60 cc		

• **Adénectomie par voie haute :**	**2**	**2**
- Sous **anesthésie générale**	**0,5**	**-**
- **Chirurgie ouverte**	**0,5**	**-**
- **Énucléation de l'adénome dans son ensemble**	**0,5**	**1**
- Prostate > 50-60 cc		
• **Incision cervico-prostatique** :	**2**	**2**
- **Sous AG ou AL**	**0,5**	**-**
- **Sous cystoscopie**	**0,5**	**1**
- **Incision simple du col vésical**	**0,5**	**1**
- Indications : prostate de 20-30 cc, état général altéré, patient refusant la chirurgie		
• En cours d'évaluation : HIFU : traitement par ultrasons focalisés		
	11	

5	**Il s'inquiète des complications possibles liées à la chirurgie. Que lui répondez-vous ? (15)**	Grille classique	Grille ECN
	• **Information Claire, loyale et appopriée**	**1**	**2**
	• **Rassurer le patient**	**1**	**1**
	• Complications immédiates générales :		
	- **Décès**	**1**	**1**
	- **Hémorragies**	**1**	**1**
	- **Phlébites et embolie pulmonaire**	**1**	**1**
	- **Abcès de paroi**, fistule vésico-cutanée	**1**	**1**
	• Complications immédiates urologiques :		
	- **Infection urinaire et épidydimite**	**1**	**1**
	- **Hématurie et caillotage vésical**	**1**	**1**
	- **Syndrome de réabsorption trans urétrale du glycocole : TURP syndrome**	**1**	**1**
	• **Infection nosocomiale**	**1**	**1**
	• **Complications de décubitus** si chirurgie lourde	**1**	**1**
	• Complications **à distance** :	**1**	**-**
	- **Ejaculation rétrograde**	**1**	**1**
	- **Incontinence**	**1**	**1**
	- **Sténose de l'urètre ou du col vésical**	**1**	**1**
		15	

6	**Vous lui parlez de l'anesthésie nécessaire et il se demande si la consultation pré anesthésie est vraiment nécessaire et comment cela se passe-t-il ? (29)**	Grille classique	Grille ECN
	• **Oui** la consultation pré anesthésique est **obligatoire** : **médicolégale.**	**2+1**	**2**

• Par un médecin anesthésiste réanimateur		
• **A consigner dans le dossier d'anesthésie**	**1**	**2**
• **Données générales :**	**0,5**	**-**
- Identification du patient et de l'anesthésiste		
- Intervention motivant l'anesthésie		
• **Examen clinique obligatoire :**	**1**	**2**
- Sexe, âge, poids, taille		
- **Facteurs de risque opératoires et anesthésiques :**	**1**	**1**
× **Antécédents médico-chirurgicaux: cardiovasculaires, respiratoires...**	**0,5**	**1**
× **Risques infectieux : VIH, VHB, VHC, Creutzfeld-Jacob**	**0,5**	**1**
× **Mode de vie : tabac, toxiques, alcool**	**1**	**1**
× **Traitement en cours**	**1**	**1**
× **Détermination du score ASA**	**1**	**1**
- **Difficultés d'anesthésie :**	**0,5**	**0,5**
× Mauvais capital veineux		
× Antécédents d'intubation difficile		
× Cou court		
× Ankylose du rachis cervical		
× Limitation d'ouverture buccale		
× Etat dentaire		
- **Évaluation de la nécessité d'une surveillance particulière**	**1**	**0,5**
• **Choix de la technique d'anesthésie**	**1**	**-**
• **Information du patient :**	**2**	**2**
- **Jeûne opératoire**	**1**	**1**
- **Anesthésie : technique, déroulement, risques**	**1**	**1**
- **Analgésie post-opératoire**	**1**	**1**
- **Transfusion éventuelle de produits sanguins**	**1**	**1**
- **Evaluation post-opératoire**	**1**	**1**
- **Obtention du consentement libre et éclairé, après information claire, loyale et appropriée**	**2PMZ**	**2**
- +/- **Prescription d'examens complémentaires** (aucun examen complémentaire obligatoire)	**1**	**1**
- +/- Demande d'avis médicalisé		
- +/- Adaptation du traitement en vue de l'intervention		
• **Visite pré anesthésie :**	**2**	**2**
- **Obligatoire dans les heures avant l'intervention par le médecin chargé de l'anesthésie**	**1**	**1**
- **Lecture du dossier médical, des résultats d'éventuel examen complémentaire et vérification de l'absence de modification de l'état de santé**	**1**	**1**
- **Respect du jeûne opératoire**	**1**	**1**
- **Autorisation écrite d'opérer**	**1**	**1**
- Choix définitif du type d'anesthésie et de l'analgésie post opératoire		
- Prémédication		
	29	

7	Quelle surveillance mettez-vous en place ? (8)	Grille classique	Grille ECN
•	Rythme : à 1 mois, 3 mois puis 1 fois par an	2	1
•	Clinique :	-	2
	- Troubles mictionnels	1	0,5
	- TR	1	0,5
	- Débimétrie	1	0,5
•	Para Clinique :	-	2
	- BU/ECBU	1	0,5
	- Echographie vésicale avec mesure du RPM	1	0,5
	- PSA	1	0,5
		8	

8	Il revient vous voir quelques années plus tard pour une réapparition des symptômes. Citez les diagnostiques possibles ? (4)	Grille classique	Grille ECN
•	Sténose de l'urètre ou sclérose du col	1	1
•	Sténose du méat	1	1
•	Repousse de l'adénome	1	1
•	Cancer de la prostate	1	1
		4	

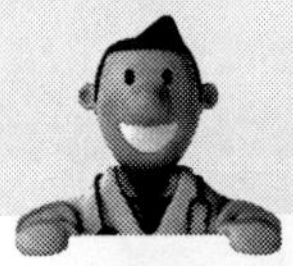

COMMENTAIRES

QUESTIONS	COMMENTAIRES
Général	• Dossier classique sur l'adénome de prostate qui pourrait tomber eux ECN, intéressant notamment par la discussion sur les différents traitements possibles
1	• Hypertrophie bénigne de la prostate SYMPTOMATIQUE
2	• Ne pas oublier la gêne fonctionnelle évaluée grâce au score IPSS • Le dosage du PSA n'est pas systématique mais recherche un cancer de la prostate associé++ proposé à partir de 50 ans (45 ans si antécédent familial)
3	• Le traitement chirurgical s'impose lorsqu'il existe des complications, il est idscuté lorsqu'il existe une gêne importante sans complication. • Devant une gêne minime, on met en place une surveillance simple
4	• Savoir discuter les indications des différents traitements possibles dans l'hypertrophie bénigne de prostate
5	• Toujours penser à l'information claire, loyale et appropriée • Rassurer le patient lorsqu'il est inquiet
6	• Répondre par OUI ou NON qaund la question le demande

	• Contexte médico légal • Information + consentement • Ne pas oublier la visite pré anesthésie
7	• Surveillance = rythme + clinique + paraclinique

ITEMS ABORDES

TYPE	ITEMS			INTITULES
	PARTIE	MODULE	NUMERO	
Question principale	II	-	247	Hypertrophie bénigne de la prostate
Questions accessoires	I	6	67	Anesthésie locale, loco-régionale et générale
	III	-	341	Troubles de la miction

LE + : POUR MIEUX ASSIMILER

FICHE CONSENSUS (CONFERENCES DE CONSENSUS et RECOMMANDATIONS)	
HAS	**Prise en charge diagnostique et thérapeutique de l'hypertrophie bénigne de prostate, 2003**

- **Diagnostic positif :**
  - **Contexte clinique ;**
  - **Interrogatoire** ;
  - **Absence d'autre cause** (l'HBP est la cause la plus fréquente de TUBA (troubles urinaires du bas appareil) chez l'homme de plus de 50 ans) ;
  - **Toucher rectal** (absence de parallélisme anatomo-clinique entre la sévérité des troubles et le volume de l'HBP).

- **Diagnostic différentiel :**
  - Rechercher :
  - **Hématurie,** (l'hématurie n'est attribuée à l'HBP qu'en l'absence d'une autre cause) ;
  - **Antécédents urologiques ;**
  - **Facteurs de sténose de l'urètre ;**
  - **Anomalies neurologiques.**

- **Bilan initial :**
  - **Evaluation de la gêne** liée aux TUBA (questionnaire standardisé, score IPSS par exemple), et de leur retentissement sur la qualité de vie du patient ;
  - Examens complémentaires recommandés :
    - × **Bandelette urinaire,**
    - × **ECBU** (si suspicion ou antécédent d'infection urinaire),
  - Examens complémentaires, non systématiques, proposés en fonction du contexte clinique :
    - × **Créatininémie** (si facteurs de risque d'insuffisance rénale),
    - × **Echographie de l'arbre urinaire par voie abdominale,**
    - × **Débitmétrie,**
    - × **Bilan urodynamique.**

- **Information du patient sur :**
  - **Le caractère bénin de l'HBP, la variabilité spontanée des TUBA**
  - (amélioration ou détérioration) ;
  - Les **possibilités thérapeutiques** (abstention thérapeutique avec surveillance,
  - traitement médical, traitement chirurgical).

- **Surveillance de l'HBP :**

Sauf si aggravation de symptômes ou complications :

  - **Surveillance uniquement clinique** (évolution des symptômes et retentissement sur la qualité de vie) ;
  - **Une fois par an.**

- **Traitement de l'HBP :**
  - Si gêne symptomatique légère ou considérée comme acceptable par le patient : **abstention**
  - **thérapeutique avec surveillance**
  - Si complications : traitement recommandé :
    - × **Chirurgical** (résection transurétrale de prostate ou incision cervicoprostatique ou adénomectomie) si rétention aiguë d'urine récidivante, calculs vésicaux, diverticules vésicaux symptomatiques ou insuffisance rénale liée à l'HBP ;
    - × **Chirurgical ou médical (alpha-bloquants ou finastéride ou phytothérapie)** si hématurie, infection urinaire, diverticules non symptomatiques.
  - En dehors des complications, traitement possible, chirurgical ou médical

Pour le choix d'un traitement, médical ou chirurgical, les **souhaits du patient sont un facteur décisionnel majeur.**

Dossier de spécialité N° 7

Une prostate douloureuse

1 Enoncé

Benjamin T, âgé de 29 ans consulte aux urgences pour douleurs périnéales devenant de plus en plus intenses et évoluant depuis la veille. Il se plaint également de brûlures mictionnelles.
Il a de la fièvre autour de 38,5℃.

Il n'a aucun antécédent et ne prend aucun traitement.
Il fume une quinzaine de cigarettes par jour depuis 8 ans.

L'examen physique retrouve une fréquence cardiaque à 110 bpm, une TA à 120/80 mmHg et une température à 39℃.
Il n'y a ni globe vésical, ni écoulement urétral, ni orchi-épididymite.
La BU est positive : présence de leucocytes et de nitrites.

Question 1 :
Quel est le diagnostic le plus probable ? Quels sont les germes le plus souvent en cause ?

Question 2 :
Un élément fondamental de l'examen physique maque dans ce contexte. Le quel, comment se réalise-t-il et que retrouve-t-il dans ce cas ?

Question 3 :
Quels examens complémentaires réalisez-vous ?

Question 4 :
Benjamin s'inquiète des complications possibles. Que lui répondez-vous ?

Question 5 :
Quel est votre traitement ?

<u>Question 6 :</u>
Il vous avoue avoir eu une relation sexuelle non protégée. Quel bilan complémentaire réalisez-vous ?

<u>Question 7 :</u>
Il souhaite arrêter de fumer et vous demande de l'aide. Que lui proposez-vous ?

2 Corrigé

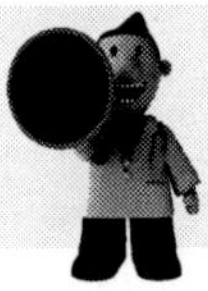

Le + : PREMIERE LECTURE, CONSEILS ET ASTUCES

- **Appréciation globale et difficulté du dossier :**
  - Dossier de difficulté modérée traitant la prostatite aiguë de l'homme jeune avec une question à bien connaître sur l'arrêt du tabagisme
  - Difficulté : 2/3
  - A classer en 2ème position parmi les 3 dossiers de l'épreuve
- **Zéros et mots clés à inscrire sur le brouillon :**
  - Arrêt du tabac
  - Bilan d'une IST = partenaire
  - Sérologies VIH 1-2 : avec accord du patient
- **Astuces, réflexes et pièges :**
  - Dossier d'IST = prise en charge du partenaire

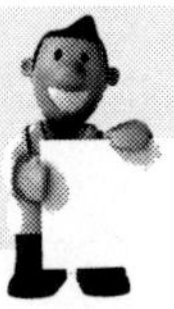

GRILLE DE CORRECTION

1	**Quel est le diagnostic le plus probable ? Quels sont les germes le plus souvent en cause ? (9)**	**Grille classique**	**Grille ECN**
	• **Probable prostatite aiguë non compliquée chez un homme de 29 ans sans antécédents.**	**5**	**5**
	• **Germes uropathogènes :**	**1**	**-**
	- **BGN** (E Coli, Proteus, Klebsielle)	**1**	**2**
	• **Germes sexuellement transimissibles :**	**1**	**-**
	- **Chlamyidae trachomatis, neisseria gonorrae**, mycoplasme, ureaplasma urealyticum	**0,5+0,5**	**1+1**
		9	

2	Un élément fondamental de l'examen physique maque dans ce contexte. Le quel, comment se réalise-t-il et que retrouve-t-il dans ce cas ? (19)	Grille classique	Grille ECN
	• Le **toucher rectal**	4	3
	• Réalisation :		
	- **En décubitus dorsal, position genu pectoral ou décubitus latéral**	0,5+0,5	1
	- **Informer le patient de ce que l'on fait et de ce que l'on cherche**	0,5	1
	- **Rassurer le patient**	0,5	1
	- **Respecter son intimité**	0,5	-
	- **Avec un doigt**	0,5	-
	- **Avec de la Vaseline :**	0,5	-
	× **Déplisser les plis radiés**	0,5	1
	× **Vérifier le tonus de sphincter anal**	0,5	1
	× **Palpation douce et prudente de la prostate : volume, consistance, recherche d'un nodule, douleur, sillon médian**	0,5	1
	• Au cours d'une prostatite aiguë :		
	- **Glande succulante**	2	2
	- **Molle**	2	2
	- **Infiltrée**	2	2
	- **Augmentée de volume**	2	2
	- **Très douloureuse**	2	2
		19	

3	Quels examens complémentaires réalisez-vous ? (5)	Grille classique	Grille ECN
	• Biologiques :		
	- **ECBU** (sans massage prostatique) avec ED, culture et **antibiogramme**	1+1	1+0,5
	- **NFS, CRP** : recherche d'un syndrome inflammatoire biologique	1	1+0,5
	- **Hémocultures si T°> 38,5°C et/ou frissons**	2	2
		5	

4	Benjamin s'inquiète des complications possibles. Que lui répondez-vous ? (8)	Grille classique	Grille ECN
	• **Information Claire, loyale et appropriée**	1	2
	• **Rassurer le patient**	1	-
	• **Complications possibles en l'absence de traitement** :		
	- **Septicémie** favorisée par les manœuvres endo-urétrales et le massage prostatique	2	2
	- **Rétention aiguë d'urines** (RAU)	2	2
	- **Abcès prostatique**	2	2
	• Evolution favourable sous traitement		
		8	

5 Quel est votre traitement ? (16)	Grille classique	Grille ECN
• **Traitement ambulatoire possible** en l'absence de RAU et de syndrome septique franc	1	-
• **Traitement médical :**	1	-
• Traitement spécifique :		
- **Mono antibiothérapie**	1	2
× **Probabiliste**	0,5	1
× **Secondairement adaptée aux resultats et à l'antibiogramme**	0,5	1
× **Active sur les BGN**	0,5	1
× **Hors contre-indication**	0,5	-
× **Fluoroquinolones : Ciprofloxacine, Ciflox : 500 mg, 2 fois par jour**	0,5	1
× **Durée totale de 4 à 6 semaines**	0,5	1
• Traitement symptomatique :		
- **Antalgiques adaptés à l'echelle visuelle analogique**	1	1
- Débuter par un antalgique de palier 1 : Paracétamol 1g fois 4 par jour		
- **+/- Antipyrétiques**	1	1
- **Pas d'indication à un traitement par alpha bloquant**	1	-
• Mesures associées :		
- **Repos et abstinence sexuelle**	1	1
- **Arrêt du tabac**	1PMZ	1
- **Arrêt de travail**	1	1
• **Surveillance clinique, para clinique de la tolérance et l'efficacité du traitement :**	1	2
- **Douleurs**, constantes, **température**, régression des SFU	0,5+0,5	-
- **ECBU 48h après fin du traitement**	1	1
- **Prévenir de consulter en urgence en cas de RAU, de fièvre persistance après 5 jours d'antibiothérapie adaptée**	1	1
	16	

6 Il vous avoue avoir eu une relation sexuelle non protégée. Quel bilan complémentaire réalisez-vous ? (16)	Grille classique	Grille ECN
• Bilan para clinique :		
- **ECBU** avec recherche de **Chlamydiae Trachomatis par PCR**	1+1+1	1+1+1
- **Prélèvement urétral avec recherche de Chlamydiae, gonocoque,**	1+1+1	1+1+1
mycoplasme, uréaplasma uréalyticum	1+1	-
- **+/- Prélèvements pharyngé et anal selon point d'appel clinique**	1	2
- **Sérologies :**	1	2
× **VIH 1 et 2 avec accord du patient**	2	2
× **TPHA VDRL**	1	1
× **Hépatite B**	1	1
• **Prélèvements du partenaire**	2	2
	16	

7	**Il souhaite arrêter de fumer et vous demande de l'aide. Que lui proposez-vous ? (27)**	**Grille classique**	**Grille ECN**
•	**Arrêt total et définitive du tabac** plus ou moins immédiat	**2**	**2**
•	**Prise en charge multidisciplinaire et globale** avec un tabacologue et/ou centres spécialisés :	**2**	**2**
	- **Conseil minimal d'aide à l'arrêt du tabac**	**1**	**2**
	- **Entretien motivationnel**	**1**	**2**
	- Rechercher :		
	× **Autres addictions**	**1**	**-**
	× Une vulnérabilité psychiatrique		
	× **Des complications liées au tabac**	**1**	**-**
	× **Les tentatives d'arrêt antérieures et les causes d'échec**	**1**	**1**
	× **Histoire de la consommation** : âge de début, type de tabac, quantification en PA	**1**	**1**
•	**Evaluation de la dépendance :**	**2**	**2**
	- **Pharmacologique : test de Fagerström**	**1+1**	**1+1**
	- **Psychologique : test de qualité de vie**	**1+1**	**1+1**
•	**Substitus nicotiniques**	**2**	**2**
•	**Traitement pharmacologique, médicamenteux** :	**2**	**2**
	- Bupropion (Zyban)		
	- Varénicline (Champix)		
•	**Soutien psychologique :**	**2**	**2**
	- **Thérapie cognitivo-comportementale**	**1**	**1**
	- +/- Séances de groupes		
•	**Règles hygiéno-diététiques avec exercice physique**	**2**	**2**
•	**Suivi sur au moins 6 mois :**	**1**	**1**
	- **Anticipation des causes de rechute**	**0,5**	**0,5**
	- **Prévention du syndrome de sevrage**	**0,5**	**0,5**
		27	

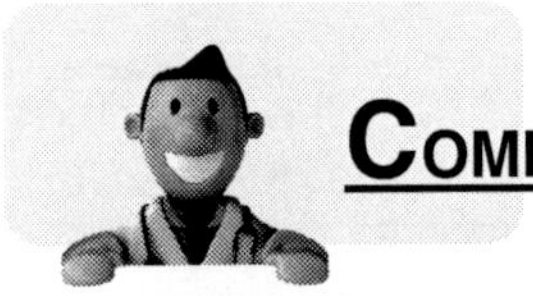

COMMENTAIRES

QUESTIONS	COMMENTAIRES
Général	• Un dossier sur la prsotatite complet n'est pas encore tombé mais la prise en charge d'une infection suxuellement transmissible a déjà fait l'objet de questions aux ECN. Toutes les questions concernant le tabac sont très à la mode donc à maîtriser.
1	• Germes uropathogèns et sexuellement transmissibles = 2 terrains possibles
2	• Eviter le massage prostatique lors d'une prostatite aiguë, risque de septicémie.
3	• Pas de dosage du PSA car il est élevé en cas de prostatite. S'il est dosé, il doit être contrôlé parès la guérison
4	• Informer et rassurer le patient
5	• Penser à arrêter le tabac
6	• Ne pas oulbier le partenaire
7	• Conseil minimal : déjà une grande aide • Entretien motivationnel • Soutien psychologique, thérapie cognitivo-comportementale

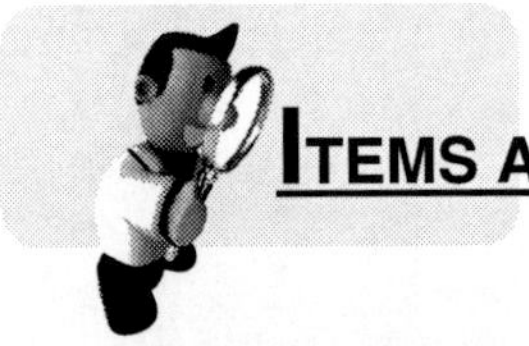

ITEMS ABORDES

TYPE	ITEMS			INTITULES
	PARTIE	MODULE	NUMERO	
Question principale	I	7	93	Infections urinaires de l'enfant et de l'adulte. Leucocyturie. Prostatite
Questions accessoires	I	7	89	Infections génitales de l'homme. Ecoulement urétral.
	I	3	45	Addiction et conduites dopantes : épididémiologie, prévention, dépistage.

LE + : POUR MIEUX ASSIMILER

FICHE SYNTHESE
(SYNTHESE et POINTS CLES)

La prostatite aiguë est une infection urinaire. **Chez l'homme la plupart des pyélonéphrites sont en fait des prostatites.**

Chez l'homme jeune il s'agit le plus souvent d'une infection sexuellement transmissible. En revanche, chez l'homme âgé, il s'agit le plus souvent de l'infection d'un adénome pré-existant par les ermes uropathogènes.

On peut découvrir une prostatite devant un syndrome infectieux de type grippal, des troubles uro-génitaux, des douleurs périnéales ou sus-pubiennes.

Le **toucher rectal** fait le diagnostic de prostatite.

Il faut faire attention aux formes trompeuses : fièvre isolée, symptomatologie de cystite simple, prostate normale au toucher rectal.

Le diagnostic repose sur **l'ECBU réalisé en fin de miction, sans massage prostatique préalable.**

Le traitement repose sur l'antibiothérapie.

En cas de **rétention aiguë d'urines**, le drainage des urines se fera au mieux par **cathéter sus-pubien** car le sondage st contre-indiqué de principe dans une rétention aiguë d'urines fébrile.

Chez l'homme âgé, un bilan protstatique doit être réalisé à distance vérifiant notamment la normalité du PSA et pour rechercher une affection prostatique (HBP, cancer) sous jacente par le TR.

En cas d'IST, faire le bilan complet des sérologies sans oublier le ou les partenaires.

Dossier de spécialité N° 8

Une pyélonéphrite compliquée

1 Enoncé

Mlle F 20 ans vient aux urgences pour douleurs lombaires droites ayant débuté brutalement la veille, intenses, irradiant vers les organes génitaux externes.
Depuis ce matin elle a de la fièvre à 38,9℃.

Elle a comme antécédent une interruption volontaire de grossesse il y a trois ans et des épisodes de cystite non compliquée. Elle prend une pilule oestro-progestative et fume 5 cigarettes par jour depuis 2 ans.

Elle a vomit trois fois depuis ce matin et est agitée
A l'examen physique on retrouve une douleur à l'ébranlement de la fosse lombaire droite et un gros rein droite. Elle a très peu uriné depuis ce matin.
Ses constantes : TA à 120/80 mmHg, T° à 38,9℃, FC à 90 bpm.
L'examen gynécologique est normal.

Question 1 :
Citez les germes les plus fréquemment retrouvés dans la pyélonéphrite communautaire de la femme jeune.

Question 2 :
Quel est votre diagnostic ? Justifiez votre réponse.

Question 3 :
Quelles sont les autres formes compliquées de cette pathologie que vous connaissez ?

Question 4 :
Quel bilan complémentaire réalisez-vous ?

Question 5 :
Vous recevez l'examen suivant. Décrivez-le. Est-il compatible avec votre diagnostic ?

Question 6 :
Quel traitement, sans la surveillance, mettez-vous en place ?

Question 7 :
Détaillez votre surveillance.

Question 8 :
L'évolution est rapidement favorable. L'ASP réalisé a mis en évidence un calcul radio opaque. Le pH urinaire est alcalin. Quelle peut être la nature de ce calcul ?

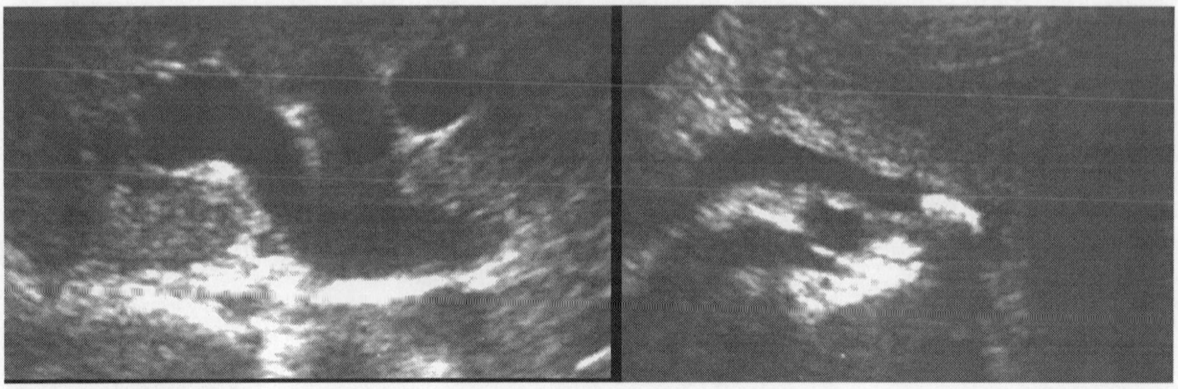
Image A

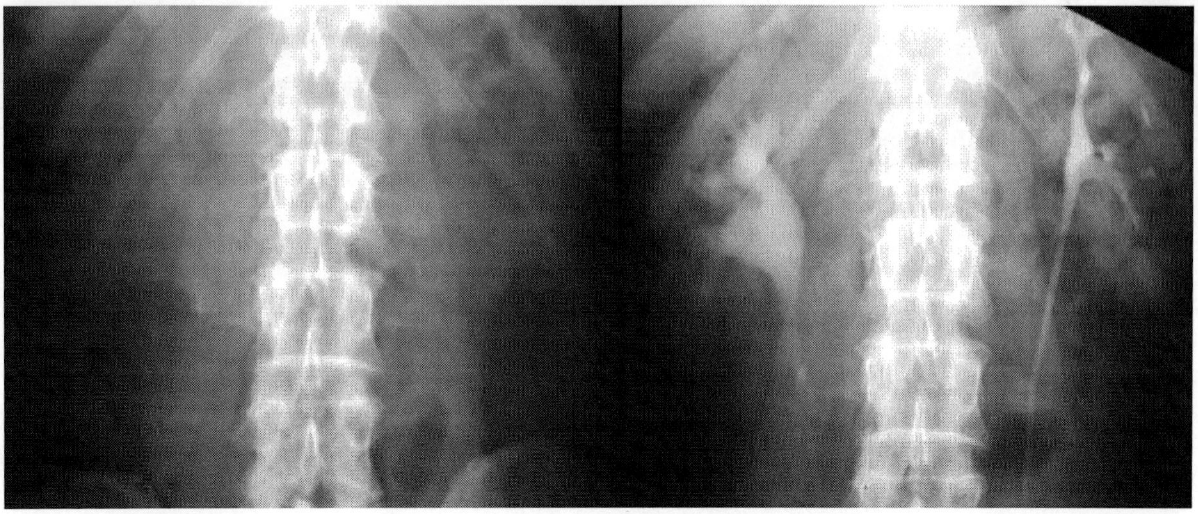
Image B

2 Corrigé

Le + : PREMIERE LECTURE, CONSEILS ET ASTUCES

- **Appréciation globale et difficulté du dossier :**
  - Dossier moyennement difficile mais avec beaucoup d'imagerie ce qui peut déstabiliser certains
  - Difficulté : 2/3
  - A classer en 3ème position parmi les 3 dossiers de l'épreuve
- **Zéros et mots clés à inscrire sur le brouillon :**
  - Femme jeune = βhCG
  - Toujours penser aux causes gynécologiques chez la femme jeune, à éliminer par l'examen clinique notammennt.
  - Arrêt du tabac
- **Astuces, réflexes et pièges :**
  - Examen d'imagerie = intitulé de l'examen + description + conclusion

Grille de correction

1	**Citez les germes les plus fréquemment retrouvés dans la pyélonéphrite communautaire de la femme jeune. (9)**	**Grille classique**	**Grille ECN**
•	**E.Coli** 75-90%	**2**	**2**
•	**Proteus** (mirabilis) et providencia 2-10%	**2**	**2**
•	**Klebsiella** (pneumonia, oxytoca), **entérobacter** (cloacae) serratia 6%	**1+1**	**1+1**
•	**Staphylocoque** 3-10%	**1**	**1**
•	**Streptocoque D** 2-3%	**1**	**1**
•	**Pseudomonas** 2-3%	**1**	**1**
		9	

2	Quel est votre diagnostic ? Justifiez votre réponse. (15)	Grille classique	Grille ECN
	• **Pyélonéphrite aiguë droite sur obstacle ou**	4	4
	• **Colique néphrétique droite fébrile**	Ou 4	Ou 4
	• Devant :		
	- **Le terrain : femme jeune aux antécédents de cystites.**	1+1+1	2
	- Anamnèse :		
	× Colique néphrétique : **douleurs lombaires droites brutales,**	1	1
	intenses, irradiant vers les OGE	1	0,5
	× Signes de pyélonéphrite : **fièvre**	1	1
	- Argument de fréquence		
	- Clinique :		
	× Colique néphrétique : **vomissements et agitation**	0,5+0,5	0,5+0,5
	× Pyélonéphrite : fièvre**, douleurs à l'ébranlement de la fosse lombaire droite**	1	1,5
	× Pyélonéphrite sur obstacle : **diminution de la diurèse, gros rein droit à la palpation**	1+1	1+1
	- Pas d'argument pour une autre cause notamment gynécologique : **examen gynécologique normal**	1	2
		15	

3	Quelles sont les autres formes compliquées de cette pathologie que vous connaissez ? (6)	Grille classique	Grille ECN
	• **Anurique**	2	2
	• **Hyperalgique** (ou résistante à un traitement antalgique bien conduit)	2	2
	• **Sur terrain particulier** (rein unique, …)	2	2
		6	

4	Quel bilan complémentaire réalisez-vous ? (16)	Grille classique	Grille ECN
	• Biologique :		
	- **NFS, CRP** : recherche d'un syndrome inflammatoire biologique	1	1
	- **ECBU avec antibiogramme**	1+1	1+1
	- **Hémocultures si T°> 38,5°C et aux frissons**	1	2
	- **Ionogramme sanguin, urée, créatininémie** : retentissement rénal	1	1
	- **βhCG**	2PMZ	1
	• Imagerie :		
	- **ASP debout, de face**	1	1
	- **Echographie rénale et des voies urinaires bilatérale et comparative**	2	2
	• **Bilan pré opératoire :**	2	1
	- **ECG**	1	1
	- **RT**	1	1
	- **Groupe ABO, rhésus, RAI, hémostase**	1	1+1
	- **Consultation d'anesthésie**	1	1
		16	

5	Vous recevez les examens suivants. Décrivez-les. Sont-ils compatibles avec votre diagnostic ? (14)	Grille classique	Grille ECN
	• Image A : **Échographie du rein droit**	2	2
	- **Dilatation pyélocalicicelle du rein droit**	1	1
	- **Image hyperéchogène avec cône d'ombre accoustique postérieur** au niveau de l'uretère gauche	1+1	1+1
	• Image B :		
	- A gauche : **cliché d'ASP de face :** visualisation d'une **opacité ronde** millimétrique au niveau de **l'uretère lombaire droit**	1+1 1	1+1 1
	- A droite : **cliché d'UIV** : **dilatation pyélocalicielle droite** avec calcul radio opaque dans l'uretère lombaire droit	1+1	1+1
	• Conclusion :		
	- **Urétéro-hydronéphrose gauche sur calcul urétéral**	4	4
		14	

6	Quel traitement, sans la surveillance, mettez-vous en place ? (28)	Grille classique	Grille ECN
	• **Urgence chirurgicale**	2	2
	• **Hospitalisation en USI ou en néphrologie**	1	1
	• **Mise en conditions** :	-	1
	- Repos au lit		
	- **VVP**	1	-
	- **+/- Monitoring**	1	-
	• **Traitement spécifique :**	2	1
	- **Drainage des urines en urgence par**	2	3
	× **Montée de sonde urétérale double J ou**	1	1
	× **Néprostomie percutanée**	1	1
	× **Avec prévention du syndrome de levée d'obstacle**	1	1
	- **Biantibiothérapie**	2	2
	× **Probabiliste, secondairement adaptée à l'antibiogramme**	0,5+0,5	1+1
	× **Bactéricide**	0,5	1
	× **Synergique**	0,5	1
	× **Active sur les BGN**	0,5	1
	× **A bonne diffusion urinaire et rénale**	0,5	-
	× **IV puis relais per os après 48h d'apyrexie**	0,5+0,5	1
	× **Aminosides : Gentamycine**	1	0,5
	× **C3G : Rocéphine**	1	0,5
	× **Pour une durée totale de 15 à 21 jours**	1	1

	Grille classique	Grille ECN
• Traitement symptomatique :		
- **Hydratation**	1	1
- **Correction des troubles hydro-électrolytiques**	1	1
- **Antalgiques adaptés à l'échelle visuelle analogique**	1	2
- En débutant par un palier I : **Perfalgan IV**	1	1
- Ne pas attendre pour instaurer la **morphine IV**	1	1
- **+/- Antispasmodiques : Spasfon IV**	1	1
- **Arrêt du tabac**	1	-
• Surveillance		
	28	

7	Détaillez votre surveillance. (9)	Grille classique	Grille ECN
	• **Surveillance clinique et para clinique de la tolérance et de l'efficacité du traitement :**	1	2
	- Clinique :		
	- Constantes :		
	× Conscience		
	× **Température, frissons**	1+1	1+1
	× **Pouls, PA**	1+1	-
	× **Diurèse**	1	1
	× **Douleurs lombaires spontannées et provoquées**	1	1
	- Tolérance de l'antibiothérapie (état cutané, troubles digestifs) et surveillance biologique de l'antibiothérapie choisie		
	- Para clinique :		
	× **ECBU à 48h et à la fin du traitement**	1	2
	× **NFS, CRP** : régression du syndrome inflammatoire biologique	1	1
		9	

8	L'évolution est rapidement favorable. L'ASP réalisé a mis en évidence un calcul radio opaque. Le pH urinaire est alcalin. Quelle peut être la nature de ce calcul ? (3)	Grille classique	Grille ECN
	• **Oxalate de calcium+++**	1	1
	• **Phosphate de calcium**	1	1
	• **Phosphor-ammoniaco-magnésien**	1	1
	• Cystine (faiblement radio opaque)		
		3	

COMMENTAIRES

QUESTIONS	COMMENTAIRES
Général	• Des dossiers de colique néphrétique ou de pyéloéphrite aiguë étant déjà sortis, un sujet comme celui-i traitant des 2 sujets pourrait également tombé.
1	• Toujours classer les éléments du plus fréquents au plus rares (ou du plus pertinent au moins probable)
2	• Eliminer les causes gynécologiques chez la femme devant toute douleur abdominale
3	• Devant une colique néphrétique : BU, température signes fonctionnels urinaires, globe vésical, diurèse, terrain particulier
4	• Traitement pré opératoire en vue du drainage des urines
5	• Examen d'imagerie = intitulé de l'examen + description + conclusion
6	• Si un drainage n'est pas réalisé en urgence, le risque est la rupture des voies excrétrices (du fornix) avec disparition de la douleur et formation d'un uro-rétropéritoine
7	• surveillance = rythme + clinique + paraclinique
8	• Les calculs radio transparents sont les calculs d'acide urique ou de xanthine

ITEMS ABORDES

TYPE	ITEMS			INTITULES
	PARTIE	MODULE	NUMERO	
Question principale	II	-	259	Lithiase urinaire
Questions accessoires	I	7	93	Infections urinaires de l'enfant et de l'adulte. Leucocyturie

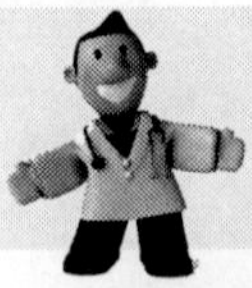

LE + : POUR MIEUX ASSIMILER

FICHE SYNTHESE
(SYNTHESE et POINTS CLES)

La recherche d'une **dilatation des voies urinaires par échographie est une urgence** en cas de :

- **Colique néphrétique febrile ou hyperalgique**
- **Pyélonéphrite ne cédant pas à 48 heures d'antibiothérapie adaptée**
- **Insuffisance rénale aiguë ou anurie**

Le **traitement instrumental** de la crise de colique néphrétique est nécessaire **en cas de complication** :

- Infection urinaire associée
- Colique néphrétique hyperalgique
- Insuffisance rénale aiguë obstructive avec ou sans anurie

Il consiste à drainer les cavités pyélo-excrétrices :

- Soit par une **sonde urétérale**, simple ou double J
- Soit par un **drain de néphrostomie antérograde** sous contrôle échographique

Le geste chirurgical sera accompagné d'un traitement médical préventif d'un éventuel **syndrome de levée d'obstacle.**

Dossier de spécialité N° 9

Données sur les infections nosocomiales

1 Enoncé

Vous êtes hygiéniste dans un hôpital universitaire et vous êtes contactés par le service de réanimation médicale où Mme B 59 ans est hospitalisée depuis une semaine.
On a retrouvé chez elle une bactériurie asymptomatique.
La patiente est sondée depuis une semaine.
Elle est apyrétique et ne présente aucun signe fonctionnel urinaire.

Question 1 :
Peut-on parler d'infection nosocomiale (ou infection liée aux soins IAS) ?

Question 2 :
Quels sont les 4 sites les plus touchés par les IAS par ordre décroissant ?

Question 3 :
Quels sont les principaux germes en cause dans les infections urinaires nosocomiales ?

Question 4 :
Comment traitez-vous cette patiente ?

Question 5 :
Dans quelles situations traite-t-on une bactériurie asymptomatique ?

Question 6 :
Quelles sont les mesures de prévention d'une infection urinaire nosocomiale ?

Question 7 :
Quels facteurs de risque d'infection urinaire nosocomiale connaissez-vous ?

Pendant que vous expliquez au médecin réanimateur la prise en charge de cette patiente, il vous explique l'histoire de patient qui vint d'arriver et vous montre l'image suivante. Il demande à l'externe de la décrire.

<u>Question 8 :</u>
Comment l'externe a-t-il décrit cet examen d'imagerie ?

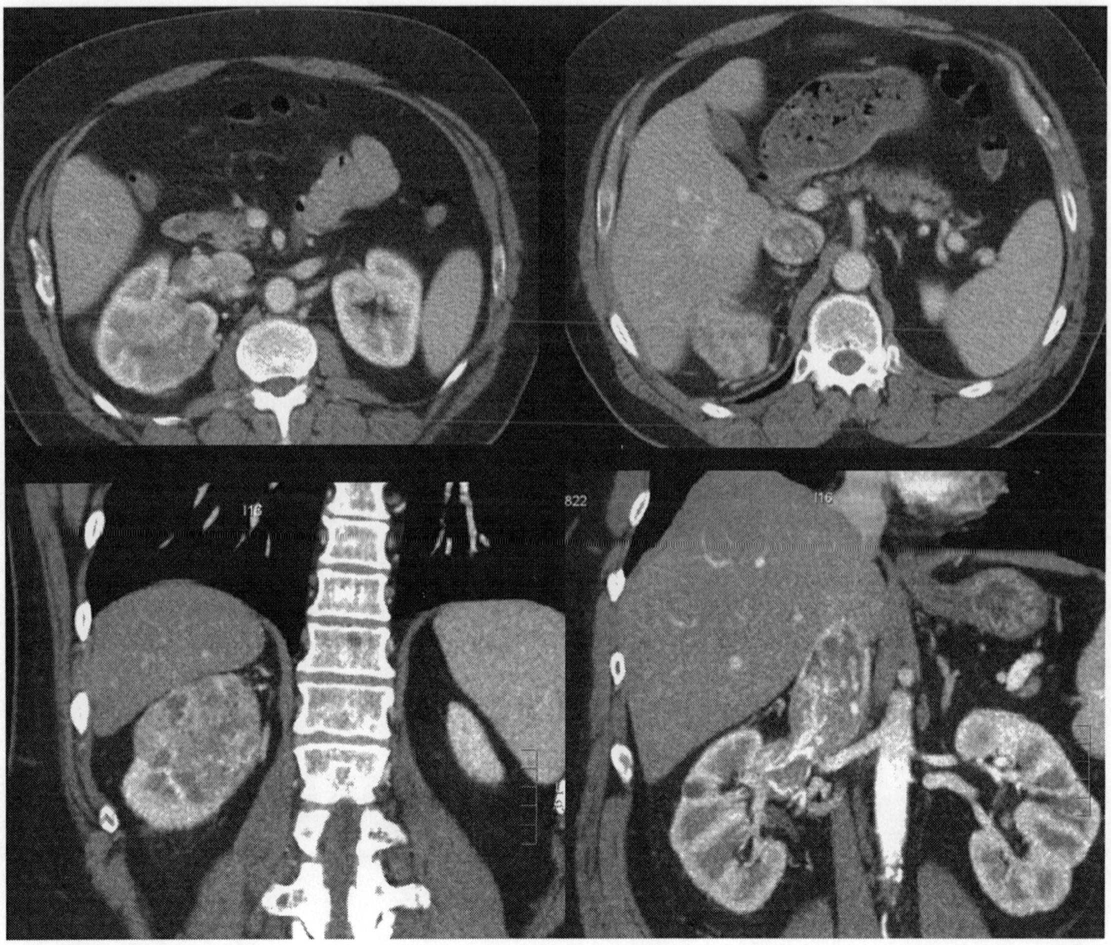

2 Corrigé

Le + : PREMIERE LECTURE, CONSEILS ET ASTUCES

- **Appréciation globale et difficulté du dossier :**
  - Dossier facile qui recquiert beaucoup de connaissances basiques sur les infections nosocomiales
  - Difficulté : 1/3
  - A classer en 1ere position parmi les 3 dossiers de l'épreuve
- **Zéros et mots clés à inscrire sur le brouillon :**
  - Infection nosocomiale = déclaration au CLIN
  - Définition : critère TEMPOREL
- **Astuces, réflexes et pièges :**
  - Dans un dossier d'infection nosocomiale, penser au lavage des mains avec les solutions hydro-alcooliques, base de l'hygiène hospitalière.
  - Eduqur les familles, les visiteurs, campagnes d'information

Grille de correction

1	Peut-on parler d'infection nosocomiale (ou infection liée aux soins IAS) ? (6)	Grille classique	Grille ECN
	• **Oui**	2	2
	• **Critère temporel** :	2	2
	- **Infection survenue dans un délai supérieur à 48h après l'hospitalisation**	2	2
	- (Absente au moment de l'admission)		
		6	

2	Quels sont les 4 sites les plus touchés par les IAS par ordre décroissant ? (8)	Grille classique	Grille ECN
	• **Urinaire**	2	2
	• **Pneumopathies**	2	2
	• **Site opératoire**	2	2
	• **Peau et tissus mous**	2	2
		8	

3	Quels sont les principaux germes en cause dans les infections urinaires nosocomiales ? (10)	Grille classique	Grille ECN
	• **BGN :**	2,5	3
	- **Entérobactéries : E Coli, Proteus**	1	2
	- **Pseudomonas aeruginosa**	1	1
	- **Klebsielle, Enterobacter, Serratia...**	0,5+0,5+0,5	2
	• **CG+** : Entérocoque, Staphylocoque	2	1
	• **Candida**	1	1
	• **Polymicrobienne** : quand sondage supérieur à 1 mois	1	-
		10	

4	Comment traitez-vous cette patiente ? (8)	Grille classique	Grille ECN
	• **Abstention thérapeutique**	3	4
	• **Poser l'indication d'ablation de la sonde si possible**	1	1
	• **ECBU de contrôle à 48h de l'ablation de la sonde vésicale**	2	1
	• **Règles d'hygiène strictes** (Boissons abondantes)	2	2
		8	

5	Dans quelles situations traite-t-on une bactériurie asymptomatique ? (7)	Grille classique	Grille ECN
	• **Grossesse**	1	1
	• **Neutropénie, immunodépression**	1	1
	• **Transplanté rénal**	1	1
	• **Manoeuvres urologiques chez un patient porteur de prothèses** cardiovasculaire ou ostéo-articulaire	1	1
	• **En pré opératoire**, lors d'une **pose de prothèse** ou avant une **opération urologique**	1	1
	• Chez **le patient sondé**, une **colonisation à Serratia Marcescens ou Klebsielle pneumoniae**	1	1
	• Lors d'une **épidémie à bacilles multi-résistants au sein d'une unité hospitalière** afin de réduire le risque d'extension de cette épidémie	1	1
		7	

6	Quelles sont les mesures de prévention d'une infection urinaire nosocomiale ? (29)	Grille classique	Grille ECN
	• Mise en place du drainage :		
	- **Limiter les indications et la durée du sondage**	2	3
	- **Respect des protocoles écrits**	2	3
	- **Respect des mesures d'asepsie** :	2	3
	× Pose		
	× Entretien : **respect des règles d'entretien, toilette périnéale**		

quotidienne, désinfecter 2 fois par jour le méat et la sonde, se laver les mains avant et après les soins au malade sondé	1*3 1	- -
× Ablation : **ne pas clamper avant l'ablation de la sonde**	2	2
• **Système de sondage clos**	2	2
• Poche de drainage :		
- **Ne pas la laisser trainer sur le sol**	2	2
- **Changer le sac quand il est détérioré**	2	2
- **Maintenir la poche de drainage déclive par apport à la vessie**	2	2
• **Faire boire abondamment le malade pour augmenter la diurèse**	2	3
• **Avertir le CLIN**	3	3
• **Lavage des mains aves les solutions hydro-aloccoliques**	4	4
	29	

7	Quels facteurs de risque d'infection urinaire nosocomiale connaissez-vous ? (14)	Grille classique	Grille ECN
	• **Sonde vésicale**	2	3
	• **Durée du sondage**	2	3
	• **Antécédents de gestes urologiques**	2	1
	• **Sexe feminine**	2	1
	• **Diabète**	2	2
	• **> 50 ans**	2	1
	• **Antibiothérapie sélective**	2	3
		14	

8	Comment l'externe a-t-il décrit cet examen d'imagerie ? (18)	Grille classique	Grille ECN
	• **Scanner abdominal :**	1	-
	- **Injecté au temps tardif**	1	-
	Deux coupes transversales et 2 coupes frontales	1	-
	• Visualisation d'une **volumineuse masse :**	1	2
	- **Développée au dépend du pôle supérieur du rein droit**	1	2
	- **Hypervascularisée**	2	2
	- **Mal limitée**	1	1
	- **Contenu hétérogène**	1	1
	- **Refoulant le reste du rein qui parait fonctionnel**	1	1
	- **Avec extension à la veine rénale droite et la veine cave inférieure**	2	2
	- **Rein controlatéral fonctionnel**	2	2
	- **Pas d'adénopathie visible**	-	1
	• Conclusion **: Tumeur de Grawitz ou carcinome à cellules claires du rein droit avec voluminaix bourgeon tumoral dans la veine cave inférieure**	3 1	3 1
		18	

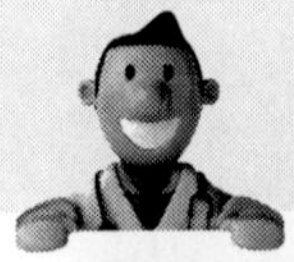

COMMENTAIRES

QUESTIONS	COMMENTAIRES
Général	• Un dossier complet sur les infections nosocomiales a une faible probabililté de tomber mais ces quesions sont à maitriser car elles peuvent faire l'objet d'un dossier transversal.
1	• Pour les infections du site opératoire le délai est de 30 jours • Pour les chirurgies avec pose de prothèse ou d'implant le délai est de 1 an
2	• Le site urinaire représente 30 % des infections nosocomiales
3	• Les germes les plus en causes dans toutes les infections nosocomiales confondues sont : E.Coli, Staphylocoque doré dont 50% de SAMR et Pseudomonas aeruginosa
4	• Traitement d'une bactériurie asymptomatique sans sondage vésical : traitement antibiotique, règles d'hygiène stricte, boissons abondantes
5	• Ne pas traiter le bactériurie asymptomatique surces terrains pourrait avoir des conséquences graves : MAP, sepsis sévère, choc septique, neutropénie fébrile..
6	• Ne pas oublier d'avertir le CLIN
7	• La contamination se fait par : • Voie endogène : flore f écale, autour de la sonde, notamment chez la femme • Voie exogène : manuportée, pose de la sonde ou manipulation du système de drainage, notamment chez l'homme
8	• Imagerie = intitulé de l'examen + description + conclusion • Penser à regarder le rein controlatéral

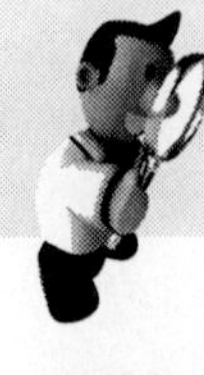

ITEMS ABORDES

TYPE	ITEMS			INTITULES
	PARTIE	MODULE	NUMERO	
Question principale	I	7	91	Infections nosocomiales
Questions accessoires	I	7	93	Infections urinaires de l'enfant et de l'adulte. Leucocyturie
	I	10	159	Tmeurs de rein

Le + : POUR MIEUX ASSIMILER

FICHE SYNTHESE
(SYNTHESE et POINTS CLES)

- Critères diagnostiques d'une bactériurie asymptomatique :
  - Sans sondage vésical : **2 ECBU consécutifs sont revenus positifs au même germes avec > ou = à 10^5 UFC/mL, avec moins de 2 germes différents isolés**
  - Avec sondage : **1 ECBU positif avec un germe > ou = à 10^5 UFC/mL**

- Critères diagnostiques d'une bactériurie symptomatique :
  - Un critère clinique :
    - × **Fièvre > à 38℃ sans autre localisation infectieuse**
    - × **Mictions impérieuses**
    - × **Pollakiurie**
    - × **Tension sus-pubienne**
  - Un critère bactériologique : ECBU
    - × **Germes > ou = 10^5 UFC/mL (avec moins de 2 germes isolées different)**
    - × **Germes > ou= 10^3 UFC/mL et leucocyturie > 10^4 mL**

Consensus

Dossier de spécialité N° 10

Une incontinence urinaire

1 Enoncé

Mme A 63 ans vient vous voir car elle présente depuis quelques mois des fuites urinaires.
C'est une patiente en bon état général et cela lui gâche la vie.
Elle est traitée par Diamicron pour un diabète de type 2 diagnostiquée il y a 6 ans.
Elle souffre d'insuffisance veineuse chronique mais qui ne l'empêche pas de se déplacer facilement.

Question 1 :
Quels sont les différents types d'incontinence urinaire ?

Question 2 :
Décrivez votre examen clinique.

Question 3 :
La patiente vous informe que sa sœur a été opérée d'un prolapsus. Elle vous demande ce qu'un est prolapsus et pourquoi ça arrive.
Que lui répondez-vous et rappelez en la classification.

Question 4 :
Quel bilan complémentaire réalisez-vous ?

Question 5 :
Réalisez-vous un bilan uro-dynamique ? Quelles sont ses indications ? Quels examens regroupe-t-il ?

Question 6 :
Le diagnostic d'incontinence urinaire d'effort par cervicoptose est posé. Quelle stratégie thérapeutique proposez-vous à la patiente ?

Question 7 :
Rappelez les principales causes d'incontinence urinaire chez l'homme.

2 Corrigé

LE + : PREMIERE LECTURE, CONSEILS ET ASTUCES

- **Appréciation globale et difficulté du dossier :**
  - Dossier facile. La question qui peut poser problème est la question 5 sur les indications du bilan uro-dynamique.
  - Difficulté : 1/3
  - A classer en 1ère position parmi les 3 dossiers de l'épreuve
- **Zéros et mots clés à inscrire sur le brouillon :**
  - Retentissement sur la vie quotidienne
  - Catalogue mictionnel
  - Diabète : arrêt du Diamicron ?
- **Astuces, réflexes et pièges :**
  - Le diagnostic de fuite urinaire se fair par l'interrogatoire et l'examen clinique.
  - Devant une incontinence urinaire, le premier objectif est d'éliminer une cause organique curable.

GRILLE DE CORRECTION

1	**Quels sont les différents types d'incontinence urinaire ? (10)**	Grille classique	Grille ECN
	• Incontinence urinaire :		
	- **Par impériosité**	2	3
	- **D'effort**	2	3
	× **Par insuffisance sphinctérienne**	1	1
	× **Par cervicoptose**	1	1
	- **Mixte**	2	1
	- **Permanente**	2	1
		10	

2	**Décrivez votre examen clinique. (38)**	Grille classique	Grille ECN
	• Interrogatoire :		
	- **Ancienneté des troubles**	1	0,5
	- **Evolution**	1	0,5
	- **Traitements** en cours et antérieurs	1	1

- **Facteurs aggravants**	1	-
- **Circonstances déclenchantes** des fuites : effort, fuites impérieuses…	1	2
- **Profession ; habitus ; exercice physique intense**	1*3	1*3
- **Abondance et retentissement des fuites :**	1	2
× **Nombre de protections** urinaires quotidiennes	1	0,5
× **Gène** dans la vie familiale, sociale, professionnelle	1	0,5
× **Questionnaire de qualité de vie**	1	1
- **Existence de SFU** : brûlures mictionnelles, pollakiurie diurne ou nocturne, dysurie	1	1
- **Antécédents gynéco-obstétriques :**	-	3
× **Nombre de grossesses**	1	0,5
× **Poids de naissance des enfants**	1	0,5
× **Déchirure périnéale, épisiotomie**	1	0,5
× **Rééducation du post partum**	1	0,5
× **Type d'accouchement**	1	0,5
- Antécédents médicaux :		
× **Infection urinaires**	1	1
× **Obésité**	1	1
× **Constipation opiniâtre avec poussées abdominales**	1	1
× **Diabète**	0,5	-
× **Maladie neurologique**	0,5	-
× Prise de medicaments		
× **Toux chronique**	1	1
× **Altération de l'état général, troubles cognitifs**	-	0,5*2
- **Antécédents proctologiques et pelviens :**	1	2
× **Incontinence anale**, constipation, **interventions pelviennes**	0,5*2	-
• Examen physique :		
- Patiente allongée, **vessie pleine puis vide, position gynécologique**	1+1	1+1
- Inspection :		
× **Trophicité vulvo-vaginale**, aspect du méat urétral	1	1
× **Recherche d'une fuite au repos, au cours d'un effort de toux et debout au cours d'un effort de poussée**	0,5*3	0,5*3
- Palpation :		
× **Manœuvre de Bonney**	1	1
× Recherche d'un **prolapsus associé** et d'une **incontinence**	1	1
urinaire masquée par effet pelote	1	1
× **Touchers pelviens et toucher bidigital**: plancher pelvien, contraction des muscles périnéaux, sensibilité urétrale, état de la cavité vaginal, utérine et des annexes, lésions rectales éventuelles, rectocèle…	1	2
× **Examen neurologique : sensibilité périnéale, réflexes** bulbo-caverneux et ano-cutanés	1+0,5*2	2
- Examen clinique général, poids, taille, **IMC**	0,5	
- Faire vider la vessie pour mesurer le **résidu post mictionnel**	1	1
- **Catalogue mictionnel**	1	1
	38	

3 Que lui répondez-vous et rappelez en la classification. (9)	Grille classique	Grille ECN
• Prolapsus :		
- **Chute d'un organe ou d'une partie d'organe suite au relâchement de ses moyens de fixité**	**3**	**3**
• Classification :		
- **I : Prolapsus ne dépassant pas la vulve**	**2**	**2**
- **II : Prolapsus affleurant la vulve**	**2**	**2**
- **III : Prolapsus extériorisé, dépassant la vulve**	**2**	**2**
	9	

4 Quel bilan complémentaire réalisez-vous ? (5)	Grille classique	Grille ECN
• **BU/ECBU** : éliminer une **infection urinaire**, une leucocyturie, une hématurie	**1+0,5**	**2+0,5**
• **Frottis cervico-vaginal** : éliminer une **pathologie du col utérin**	**1+0,5**	**2+0,5**
• **Catalogue mictionnel**	**0,5**	**-**
• **Cytologie urinaire** si cancer ou CIS de vessie suspecté	**0,5**	**-**
• Selon l'examen clinique :		
- **Échographie réno-vésicale sus pubienne**	**1**	**-**
- Cystoscopie non recommandée dans le bilan initial d'une incontinence urinaire sauf si une pathologie tumorale associée est suspectée		
- L'échographie du haut appareil urinaire et l'UIV ne sont pas recommandés dans le bilan initial d'une incontinence urinaire : leurs résultats ne modifieront pas la décision thérapeutique		
	5	

5 Réalisez-vous un bilan uro-dynamique (BUD) ? Quelles sont ses indications ? Quels examens regroupe-t-il ? (15)	Grille classique	Grille ECN
• **NON**, pas de BUD en première intention	**3**	**3**
• Indications du BUD :		
- **Incontinence urinaire d'effort ou mixte** uniquement **si un traitement chirurgical est envisagé**	**1**	**1**
- **Incontinence urinaire par impériosité ou mixte** uniquement **si un traitement médicamenteux par anti cholinergique est envisagé**	**1**	**1**
- Le **diagnostic** d'incontinence urinaire est **incertain** ou s'il est **impossible de proposer un traitement de première intention** après l'évaluation initiale	**1** **1**	**1** **1**
- En l'absence **de disparition ou de soulagement de l'incontinence** après un traitement anti cholinergique lors d'une incontinence urinaire par impériosité	**1**	**1**
- **En présence ou en cas de suspicion d'une pathologie associée** (difficulté persistante à vider la vessie, RPM, antécédents de chirurgie pour incontinence urinaire, de chirurgie ou d'irradiation pelvienne,	**1**	**1**

prolapsus génital, atteinte neurologique)		
• Bilan uro dynamique :		
- **Débimétrie**	2	2
- **Cystomanométrie**	2	2
- **Profilométrie urétrale**	2	2
	15	

6	**Le diagnostic d'incontinence urinaire d'effort par cervicoptose est posé. Quelle stratégie thérapeutique proposez-vous à la patiente ? (13)**	Grille classique	Grille ECN
	• **Traitement ambulatoire**	1	-
	• Traitement médical		
	• **Information et rassurance de la patiente**	1+1	1+1
	• **Amélioration de la trophicité vaginale : colpotrophine**	2	2
	• **Rééducation périnéale : rééducation manuelle et biofeedback**	2	3
	• **Traitement des facteurs associés : toux, constipation, perte de poids...**	2	2
	• **Réévaluation régulière et si échec : proposer un traitement chirurgical par bandelette de soutènement urétral**	2	2
	• Proposer un **soutien psychologique**	2	2
		13	

7	**Rappelez les principales causes d'incontinence urinaire chez l'homme. (10)**	Grille classique	Grille ECN
	• **Adénomectomie** sus pubienne ou endoscopique < 1%	2	3
	• **Prostatectomie totale** < 5%	2	3
	• **Radiothérapie pelvienne par sclérose de l'appareil sphinctérien**	2	2
	• **Traumatisme de l'urètre membraneux**	2	1
	• **Cancer de la prostate ou du rectum par envahissement de l'urètre et de l'appareil sphincétrien**	2	1
		10	

COMMENTAIRES

QUESTIONS	COMMENTAIRES
Général	• L'incontinence urinaire n'est pas encore tombée aux ECN mais elle pourrait rentrer dans le cadre de la prise en charge de la personne âgée, sujet très à la mode.
1	• Le type de fuite urinaire se recherche par un interrogatoire complet et indispensable. L'incontinence urinaire est un diagnostic d'interrogatoire.
2	• La démarche diagnostique est fonction du sexe du patient, du terrain (âge, antécédents traumatiques, génito-urinaires, neruologiques…) et des circonstances provoquant les fuites.
3	• Le prolapsus est à rechercher evant toute incontinence urinaire mais aussi devant des cystites à répétition chez la femme âgée.
4	• Les examens complémentaires cherchent à éliminer une cause organique curable.
5	• Quand il est réalisé, le BUD permet d'étudier l'équilibre vésic-sphinctérien, de confirmer les données cliniques, d'envisager le traitement le plus adapté et d'en prévoir le résultat.
6	• Le traitement dépend du type d'incontinence urinaire • Traitement d'une incontinence par impériosité : rééducation et anticholinergiques • Incontinence par regorgement : auto-sondages
7	• Toujours rechercher un contexte évident : traumtique, chirurgical, neurologique. Sinon s'orienter par la symptomatologie urinaire toujours en recherchant une cause curable.

ITEMS ABORDES

TYPE	ITEMS			INTITULES
	PARTIE	MODULE	NUMERO	
Question principale	III	-	321	Incontinence urinaire de l'adulte
Questions accessoires	III	-	341	Troubles de la miction
	I	5	55	Ménopause et andropause

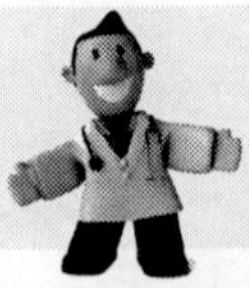

LE + : POUR MIEUX ASSIMILER

FICHE SYNTHESE (SYNTHESE et POINTS CLES)
L'incontinence se définit par la perte involontaire d'urines. **Son diagnostic positif est clinique.** Le diagnostic étiologique nécessite tient compte avant tout du sexe du patient, du contexte clinique et du type de continence. Il faut toujours rechercher une **cause organique, iatrogène et des erreurs hygiéno-diététiques** pouvant majorer ou provoquer une incontinence urinaire par l'examen clinique et les examens complémentaires. **Le bilan uro dynamique n'est pas à réaliser en première intention**. Le traitement repose sur le type d'incontinence et repose notamment sur les antocholinergiques, les alphastimulants, l'hormonothérapie, la rééducation et le traitement chirurgical.

FICHE CONSENSUS (CONFERENCES DE CONSENSUS et RECOMMANDATIONS)	
HAS	**Prise en charge de l'incontinence urinaire de la femme en médecine générale, 2003**

Il est justifié de rechercher activement l'incontinence urinaire en médecine générale car :

- Sa **prévalence est élevée** (elle est estimée entre 10 et 53 % selon la population étudiée et la définition retenue de l'incontinence urinaire) ;
- Elle **diminue la qualité de vie** ;
- **Peu de patientes consultent pour ce motif** (beaucoup considèrent que l'incontinence urinaire accompagne le vieillissement ; la prise en charge diagnostique et thérapeutique est mal connue ; le sujet est tabou et les patientes attendent que le médecin aborde le sujet le premier) ;
- **Elle peut être symptomatique d'autres pathologies**, qui pouvent bénéficier d'un traitement spécifique ;
- **Il existe des thérapeutiques efficaces.**

Consensus

Dossier de spécialité N° 11

Un nodule testiculaire

1 Enoncé

Mr D 29 ans se présente en consultation parce qu'il a remarqué depuis 2 mois environ que son testicule gauche a augmenté de volume.
A l'examen clinique on retrouve une bourse augmentée de volume sans signes inflammatoire locaux ni douleur. La palpation met en évidence un nodule dur au sein du testicule gauche avec conservation du sillon épididymo-testiculaire.
On note dans ses antécédents une intervention dans l'enfance pour descente du testicule gauche et une entorse grave de la cheville droite.
Il ne prend as de traitement, ne fume et ne boit pas d'alcool.

Question 1 :
Quel est le diagnostic le plus probable ? Justifiez.
Rappelez en brièvement l'épidémiologie.

Question 2 :
Quels sont les facteurs de risque de cette pathologie retrouvez chez ce patient et quels sont les autres que vous connaissez ?

Question 3 :
Quel est votre examen clinique ?

Question 4 :
Que retrouvez-vous à l'échographie en faveur de ce diagnostic ? Est-elle indispensable ?

Question 5 :
Quel est le premier temps du traitement et le bilan complémentaire à effectuer ?

Question 6 :

Vous retrouvez une tumeur germinale non séminomateuse de type choriocarcinome stade lia de bon pronostic.
Rappelez la définition du stade lia ?
Quel est votre traitement complémentaire ? Détaillez votre surveillance ?

Question 7 :

Le patient vous demande ce qu'est une réunion de concertation pluridisciplinaire, comment cela fonctionne-t-il ?

Question 8 :

Quels sont les facteurs de mauvais pronostic de cette pathologie ?

2 Corrigé

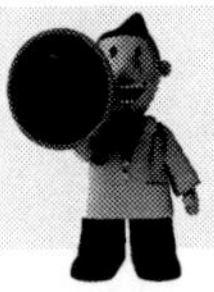

Le + : PREMIERE LECTURE, CONSEILS ET ASTUCES

- **Appréciation globale et difficulté du dossier :**
  - Dossier difficile qui traite des points essentiels à connaître du cancer du testicule
  - Difficulté : 3/3
  - A classer en 3ème position parmi les 3 dossiers de l'épreuve
- **Zéros et mots clés à inscrire sur le brouillon :**
  - Cancérologie = Réunion de concertation pluridisciplinaire, scgéma daté et signé
  - Marqueurs tumoraux
  - Cancer du testicule = CECOS
- **Astuces, réflexes et pièges :**
  - Testicules = organe double

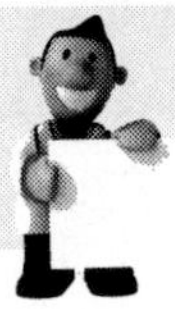

Grille de correction

1	**Quel est le diagnostic le plus probable ? Justifiez. Rappelez en brièvement l'épidémiologie. (14)**	**Grille classique**	**Grille ECN**
•	**Cancer du testicule gauche** devant :	**2**	**4**
	- Le **terrain: homme jeune**	**1+1**	**1+1**
	- **Anamnèse : augmentation progressive du volume du testicule gauche, antécédent de cryptorchidie**	**1+1** **1**	**1** **1**
	- **Argument de fréquence**	**1**	**-**
	- Clinique :		
	× **Bourse gauche augmentée de volume sans signes inflammatoires locaux ni douleur**	**1**	**-**
	× **Nodule dur à la palpation au sein du testicule**	**1**	**1**
	× **Conservation du sillon épdididymo-testiculaire**	**1**	**1**
•	Epidémiologie :		
	- Représente 1**% des cancers de l'homme quelque soit l'âge**	**1**	**2**
	- **Tumeur rare mais la tumeur solide la plus fréquente chez l'homme jeune**	**1**	**-**
	- **Touche plus volontiers l'homme jeune et est alors le cancer le plus fréquent entre 20 et 35 ans.**	**1**	**2**
		14	

2	Quels sont les facteurs de risque de cette pathologie retrouvez chez ce patient et quels sont les autres que vous connaissez ? (5)	Grille classique	Grille ECN
•	Chez le patient :		
	- **Antécédents de testicule non descend : cryptorchidie**	2	2
•	Les autres facteurs de risque à rechercher :		
	- **Antécédents personnel ou familial de cancer du testicule**	1	1
	- **Atrophie testiculaire de toute origine**	1	1
	- **Traumatisme testiculaire**	1	1
•	Facteurs de risque discutés :		
	- Prise d'oestrogènes par la mère durant la grossesse		
	- Infection par le VIH		
	- Homme caucasien		
	- Syndrome de Klinefelter		
		5	

3	Quel est votre examen clinique ? (22)	Grille classique	Grille ECN
•	Interrogatoire :		
	- **Antécédents médico-chirurgicaux personnels et familiaux**	1	-
	- **Autres facteurs de risque**	1	-
	- **Traitement en cours**	1	-
	- Allergies connues		
	- **Profession, habitus (tabagisme, alcool)**	0,5+0,5	1+1
	- **Sport à risque : traumatisme**	1	1
•	Examen physique :		
	- **Malade nu**	1	1
	- **Examen bilatéral et comparatif**	2	3
	- **Extension locale** :	1	1
	× **Examen des organes génitaux externes** : les deux testicules, aspect des bourses, recherche de cicatrices	1	1
	× **Testicule controlatéral**	2	2
	× **Transillumination**	1	1
	- **Extension loco-régionale** :	1	1
	× Palpation de **l'épididyme, du cordon spermatique, de l'enveloppe scrotal**	0,5+0,5	-
	× **Toucher rectal**	1	1
	- **Extension à distance** :	1	1
	× Recherche d'une **gynécomastie**	0,5	1
	× Recherche **d'**une **masse abdominale, d'une hépatomégalie**	0,5+0,5	1+1
	× Palpation des **aires ganglionnaires, ganglion de Troisier**	0,5+0,5	1+1
	× **Examen neurologique, douleurs osseuses**	0,5+0,5	-
	- Examen général systématique		
	- **Schéma daté et signé**	1,5	2
		22	

4	Que retrouvez-vous à l'échographie en faveur de ce diagnostic ? Est-elle indispensable ? (9)	Grille classique	Grille ECN
•	**Lésion intra testiculaire** :	2	2
	- **Image hypoéchogène au sein du testicule**	1	1
	- **Solide**	1	1
	- **Hétérogène**	1	1
	- **Hypervasculaire**	1	1
•	**Non, l'échographie n'est pas indispensable quand le diagnostic est certain**	2+1	2+1
		9	

5	Quel est le premier temps du traitement et le bilan complémentaire à effectuer ? (16)	Grille classique	Grille ECN
•	**Prise en charge urgente** en centre spécialisé	1	2
•	**Bilan pré-opératoire** :	1	1
	- NFS plaquettes, ionogramme sanguine, urée, créatininémie, bilan d'hémostase : TP, TCA, bilan hépatique		
	- ECG		
	- **Prélèvement des marqueurs tumoraux : αFP, HCG, ACE, LDH, PLAP**	1	1
•	**Bilan d'extension qui ne retarde pas la prise en charge chirurgicale :**	1	2
	- **Echographie abdominal et scanner thoraco-abdomino-pelvien**	0,5+0,5	0,5+0,5
	- **Radiographie thoracique**	0 ,5	0,5
	- +/- scanner cérébral et scintigraphie osseuse selon la clinique		
•	Dans tous les cas **le premier temps du traitement est l'exploration chirurgicale :**	2	2
	- Après conservation sperme, **CECOS**	1PMZ	1
	- Après **information** claire, loyale et appropriée et **accord écrit du patient**	0,5+0,5	0,5+0,5
	- **Par voir inguinale**	0,5	-
	- **Clampage premier du cordon**	0,5	0,5
	- **Prélèvement du sang veineux du cordon pour dosage des marqueurs tumoraux**	0,5	0,5
	- **Ligature puis section haute des éléments du cordon**	0,5	0,5
	- **Exploration**	0,5	0,5
	- **Orchidectomie élargie gauche**	1	0,5
	- **Envoi en anatomopathologie**	1	1,5
	- **Mise en place d'une prothèse à but esthétique d'emblée ou dans un second temps**	0,5	0,5
	- Fermeture		
	- **Surveillance**	1	-
		16	

6	**Rappelez la définition du stade Iia ? Quel est votre traitement complémentaire ? Détaillez votre surveillance ? (20)**	**Grille classique**	**Grille ECN**
	• Stade IIa :		
	- **II : Atteinte gagnlionnaire sous diaphragmatique**	1	2
	- **a : Une seule adénopathie < 5cm**	1	2
	• **Après réunion de concertation pluridisciplinaire**	2	2
	• **Information claire, loyale et appropriée et avis du malade**	2	1
	• **Pose d'un PAC**	1	0,5
	• **Bilan pré chimiothérapie et infectieux**	1	0,5
	• **Trois cures :**		
	- **Bléomycine-Cisplatine-Etoposide**	0,5+0,5+0,5	1+1+1
	• **+/- Chirurgie d'exérèse des lésions résiduelles**	0,5	1
	• **Soutien psychologique, associations de malades**	0,5+0,5	0,5+0,5
	• **Prise en charge à 100%, ALD 30**	0,5+0,5	0,5+0,5
	• **Surveillance clinique et para clinique de la tolérance et l'efficacité du traitement :**	2	2
	- **A vie**		
	- **Apprentissage de l'auto palpation**	1	0,5
	- Clinique : **testicule controlatéral**, état général, aires	1	0,5
	ganglionnaires	1	0,5
	- **Dosage des marqueurs tumoraux**	1	1
	- **Scanner thoraco-abdomino-pelvien**	1	0,5
	- **Spermogramme 3 mois après le traitement**	0,5	0,5
	- **Effets secondaires des traitements**	0,5	0,5
		20	

7	**Le patient vous demande ce qu'est une réunion de concertation pluridisciplinaire (RCP), comment cela fonctionne-t-il ? (10)**	**Grille classique**	**Grille ECN**
	• **Information claire, loyale et appropriée**	1	1
	• **Réseaux de cancérologie**	1	2
	• **Pluridisciplinarité** : au moins 3 spécialistes différents adaptés au type de RCP	1	2
	• **Fonctionnement formalisée :**	1	0,5
	- **Rythme > ou égal à 2 par mois**	0,5	0,5
	- **Coordinateur**, secrétariat	0,5	0,5
	- Type de dossier à présenter		
	- **Référentiel**	0,5	-
	- **Fiche standardisée de données médicales** remplies par le médecin qui inscrit le dossier à la RCP	0,5	0,5
	• Tous les nouveaux dossiers doivent être présentés avant un premier traitement		

• **Référentiels de pratique régulièrement actualisés**	1	-
• **Proposition de prise en charge** : compte rendu validé, écrit, standardisé inscrit dans le dossier médical et communiqué au médecin traitant : dossier partagé en cancérologie	1	1
• **Evaluation régulière des RCP** : amélioration continue de leur qualité et du service rendu au patient	1	1
• **Programme personnalisé de soin**	1	1
	10	

8	Quels sont les facteurs de mauvais pronostic de cette pathologie ? (5)	Grille classique	Grille ECN
• **Classification : stade > pT1, S3**		1	1
• **Elevation des marqueurs** : LDH>10N, HCG>5000, αFP>10000		1	1
• **Carcinome embryonnaire majoritaire**		1	1
• **Envahissement vasculaire et lymphatique**		1	1
• **Localisations viscérales non pulmonaires**		1	1
		5	

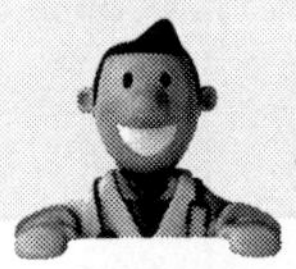

COMMENTAIRES

QUESTIONS	COMMENTAIRES
Général	• Dossier de cancérologie complet sur le cancer du testicule qui pourrait tomber avec des questionsintéressantes sur les RCP, la surveillance d'un cancer, les traitements adjuvants.
1	• Justification d'un diagnostic = terrain, anamnèse, argument de fréquence, clinique, paraclinique
2	• Un cancer du testicule dans les antécédents multiplie par 30 le risque de cancer controlatéral
3	• La survie du patient est directement liée à la précocité du diagnostic qui est évoqué par la clinique et confirmé par l'échographie et l'exploration chirurgicale
4	• L'échographie est réalisée lorsqu'il existe un doute diagnostique ou lorsqu'une tumeur testiculaire n'est pas palpable
5	• Le traitement du cancer du testicule est une **urgence thérapautique** chirurgicale
6	• La tumeur germinale non séminomateuse chimiosensible mais non radiosensible
7	• RCP = amélioration de la prise en charge des patients

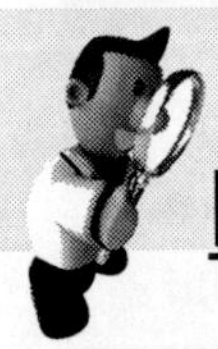

ITEMS ABORDES

TYPE	ITEMS			INTITULES
	PARTIE	MODULE	NUMERO	
Question principale	I	10	160	Tumeurs du testicule

Questions accessoires	I	10	141	Traitement des cancers. La décision thérapeutique multidisciplinaire et l'information du malade.

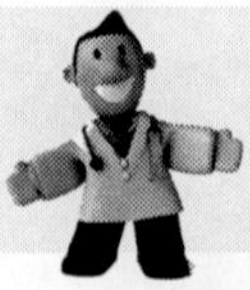

LE + : POUR MIEUX ASSIMILER

FICHE SYNTHESE (SYNTHESE et POINTS CLES)
Toute tumeur du testicule est un cancer jusqu'à preuve histologique du contraire et impose donc une exploration chirurgicale au moindre doute. Il s'agit le pls souvent de **tumeurs germinales très lymphphiles et à croissance rapide avec potentiel métastatique surtout vers le poumon et le foie.** Les circonstances de découverte sont variées : nodule dure, grosse bourse chronique ou aiguë et douloureuse, métastases, gyéncomastie… L'examen clinique évoque le diagnostic. Le diagnostic est confirmé par l'échographie, l'exploration chirurgicale et les marqueurs tumoraux. Les **marqueurs tumoraux** affectués avant toute interention sont surtout nécesaires pour le **suivi thérapeutique.** Le traitement repose avant tout sur **l'orchidectomie par voie inguinale après conservation préalable du sperme et consentement écrit du patient.** La surveillance repose sur la clinique avec notamment **l'apprentissage de l'auto palpation** et la para clinique avec les marqueurs et le scanner thoraco abdomino pelvien. Les rechutes surviennent dans les 2 ans après le traitement dans 80-90% das cas d'où la nécessité d'une surveillance rapprochée. **Mais le pronostic est globalement bon** en cas de prise en charge thérrapeutique précoce.

FICHE CONSENSUS (CONFERENCES DE CONSENSUS et RECOMMANDATIONS)	
HAS	**Recommandations de suivi en présence d'un cancer du testicule Comité de cancérologie de l'Association française d'urologie, 2005**

La périodicité de ces examens est fonction du stade de la tumeur :

- Première année :
  - Marqueurs : J8 puis J30 après orchidectomie, puis tous les 2 mois
  - TDM thoraco-avdomino-pelvienne de référence : 2 mois puis tous les 3 mois
- Après 2 ans, tous les 6 mois :
  - **Examen clinique ;**
  - **Testicule controlatéral** : clinique, échographie (risuqe de CIS : 5%) ;
  - **Marqueurs ;**
  - **TDM thoraco-abdomino-pelvienne tous les 6 mois** ;
- Après 5 ans : tous les ans.

Dossier de spécialité N° 12

Une infection urinaire chez un nourrisson

1 Enoncé

Estelle, 13 mois est emmenée par ses parents aux urgences pédiatriques pour fièvre à 38,7℃ depuis le matin

<u>Question 1 :</u>
Décrivez votre examen clinique devant une fièvre isolée chez un nourrisson.

On retrouve un enfant légèrement hypotonique et geignard.
Ses constantes sont :
- **TA : 190/60mmHg**
- **T° : 39℃**
- **Pouls : 130 bpm**
- **SpO2 : 97%**

La BU montre 3 croix de nitrites et une leucocyturie.
On ne retrouve aucun autre point d'appel infectieux

<u>Question 2 :</u>
Quel bilan para clinique effectuez-vous ?

On retrouve une CRP à 150 mg/L
ECBU :
- **Leucocytes > 1000000/ml**
- **Hématies = 2000/mL**
- **Nombreux BGN à l'examen direct**

Le reste du bilan est négatif

<u>Question 3 :</u>
Quel est votre diagnostic final et quelle est votre prise en charge ?

Question 4 :
Quels examens morphologiques prescrivez-vous et dans quel délai ? Qu'en attendez-vous ?

Question 5 :
Vous retrouvez un reflux vésico-urétéral grade IV passif. Que cela signifie-t-il ? Rappelez la classification des reflux vésico-urétéraux.

Question 6 :
Quelle est votre prise en charge ?

Question 7 :
Quelle classe d'antibiotique classiquement utilisée lors des infectons urinaires est contre indiquée chez l'enfant ? Quelle en est la principale raison ?

Question 8 :
La maman vous demande quelles sont les autres circonstances de découverte du reflux vésico-urétéral.

2 Corrigé

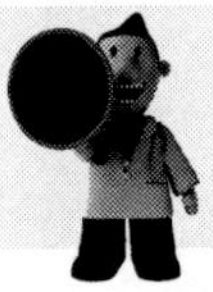

LE + : PREMIERE LECTURE, CONSEILS ET ASTUCES

- **Appréciation globale et difficulté du dossier :**
  - Dossier difficile e transversal entre la pédiatrie et les infections urinaires
  - Difficulté : 3/3
  - A classer en 3ème position parmi les 3 dossiers de l'épreuve
- **Zéros et mots clés à inscrire sur le brouillon :**
  - Accord parental
  - Carnet de santé
  - Rechercher un purpura devant une fièvre chez un nourrission
- **Astuces, réflexes et pièges :**
  - Fièvre chez l'enfant = mesures de lutte contre la fièvre
  - Vaccinations

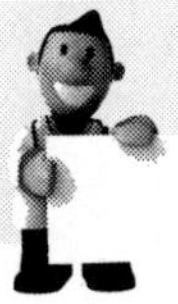

GRILLE DE CORRECTION

1	**Décrivez votre examen clinique devant une fièvre isolée chez un nourrisson. (21)**	**Grille classique**	**Grille ECN**
	• Interrogatoire :		
	- **Date d'apparition de la fièvre**, mode d'installation, **allure de la**	**0,5+0,5**	**-**
	courbe thermique		**-**
	- **Lecture du carnet de santé :**	**2PMZ**	**3**
	× Déroulement de la grossesse, de l'accouchement		
	× **Antécédents infectieux**	**1**	**1**
	× **Prise médicamenteuse**	**1**	**1**
	× **Contage infectieux**, animaux	**1**	**1**
	× **Voyage récent**	**1**	**1**
	× **Symptômes ORL** récents	**-**	**1**
	× **Vaccinations à jour**	**1**	**2**
	× Traumatisme ou chirurgie récente		
	× **Poids, tailles, courbe staturo-pondérale**	**1**	**0,5**
	× Difficultés alimentaires		
	- **Traitements pris et efficacité**	**1**	**1**

• Examen physique complet sur un **enfant déshabillé** :	**1**	**2**
- **Constantes**	**1**	**0,5**
- **Tolérance de la fièvre** : conscience, teint, cri, TRC, marbrures, chaleur des extrémités	**1**	**1**
- **Signes de déshydratation**	**1**	**1**
- **Recherche de lésions cutanées : purpura**	**1PMZ**	**1**
- Recherche d'un foyer infectieux :		
× **Syndrome méningé**	**1**	**1**
× Examen cuntanéo-muqueux		
× **ORL : otite, angine**	**1**	**0,5**
× **Aires ganglionnaires**	**0,5**	**-**
× **Auscultation cardio-pulmonaire**	**0,5**	**0,5**
× **Examen abdominal, palpation des fosses lombaires**	**1+1**	**0,5*2**
× **BU**	**1**	**1**
	21	

2 **Quel bilan para clinique effectuez-vous ? (9)**	**Grille classique**	**Grille ECN**
• Biologiques :		
- **NFS, CRP/PCT** : recherche d'un syndrome inflammatoire biologique	**1+0,5*2**	**0,5*2**
- **Ionogramme sanguin, urée, créatininémie** ; troubles hydroélectrolytiques, retentissement rénal	**1+1**	**0,5*2**
- **ECBU** : confirmation diagnostique et **antibiogramme**	**1+1**	**1+1**
- **Hémocultures**	**1**	**2**
- **Ponction lombaire au moindre doute**	**1**	**2**
- +/- Virologie des selles et naso-pharyngée si point d'appel clinique		
• Imagerie :		
- **Radiographie thoracique de face**	**1**	**1**
	9	

3 **Quel est votre diagnostic final et quelle est votre prise en charge ? (17)**	**Grille classique**	**Grille ECN**
• **Premier épisode de pyélonéphrite aiguë non compliquée probablement à E Coli chez un nourrisson de 13 mois sans antécédents notables**	**1+1+1** **1+1**	**1+1+1** **1+1**
• **Hospitalisation en urgence**	**1**	**-**
• **Accord parental**	**1PMZ**	**2**
• Mise en conditions : VVP		
• Traitement médical :		
- **Biantibiothérapie IV**	**1+0,5**	**2**
- **Probabiliste**	**0,5**	**-**
- **Synergique, bactericide**	**0,5+0,5**	**-**
- **Active sur les BGN, à bonne diffusion urinaire**	**0,5+0,5**	**1+0,5**
- Hors contre-indication		

- **C3G** (Ceftriaxone : 50mg/kg)	0,5	0,5
- **Aminoside** (Nétromycine : 7mg/kg)	0,5	0,5
- **Pendant 48h puis monothérapie adaptée à l'antibiogramme**	0,5+0,5	-
• **Mesures de lutte contre la fièvre :**	1	2
- **Découvrir l'enfant**	0,5	0,5
- **Antipyrétique : Paracétamol : 15 mg/kg toutes les 4 à 6h**	1	1
- **Réhydratation par sérum physiologique**	0,5	-
• **Surveillance clinique et para clinique de la tolérance et l'efficacité du traitement :**	1	2
- Constantes, température, tolérance de la fièvre		
- Effets secondaires des traitements		
- Réduction du syndrome inflammatoire biologique		
	17	

4	Quels examens morphologiques prescrivez-vous et dans quel délai ? Qu'en attendez-vous ? (16)	Grille classique	Grille ECN
	• **Echographie rénale et des voies urinaires bilatérales et comparatives dans les 24h :**	2	3
	- Recherche une **malformation des voies urinaires**	1	1
	- **Aspect des reins et des voies excrétrices**	1	1
	- Sa normalité n'élimine pas un résidu vésico-urétéral	1	1
	• **Cystographie rétrograde et per mictionnelle, après stérilisation des urines :**	2+1	3+1
	- Recherche d'un **résidu vésico-urétéral**	1	1
	- D'un **obstacle sous vésical** : valves de l'urètre postérieur	1	1
	- **A distance de l'épisode infectieux, après 8 jours de traitement antibiotique**	1	1
	• **+ /- Scintigraphie au DMSA** :	2	1
	- **Plus sensible pour détecter des cicatrices rénales**	1	0,5
	- **Etude fonctionnelle du rein**	1	0,5
	- **Respect d'un délai d'au moins trois mois après le dernier épisode infectieux** pour apprécier des lésions rénales	1	1
		16	

5	Vous retrouvez un reflux vésico-urétéral grade IV passif. Que cela signifie-t-il ? Rappelez la classification des reflux vésico-urétéraux. (6)	Grille classique	Grille ECN
	• Grade 1 : **reflux dans l'uretère**	1	1
	• Grade 2 : **reflux dans les cavités rénales non dilatées**	1	1
	• Grade 3 : **reflux dans des cavités modérément dilatées**	1	1
	• **Grade 4 : reflux dans des cavités très dilatées**	1	1
	• Grade 5 : **reflux dans le parenchyme rénal (néphrogramme)**	1	1
	• Passif : **qui se produit en dehors de la miction**	1	1
		6	

6	Quelle est votre prise en charge ? (10)	Grille classique	Grille ECN
	• **Traitement médical des épisodes infectieux :**	1	1
	- **Antibiothérapie**	0,5	1
	- **Antibioprophylaxie**	0,5	1
	- **Règles hygiéno diététiques**	0,5	0,5
	- **Surveillance ECBU** tous les mois et au moindre doute chez les nourrissons et les jeunes enfants	0,5	0,5
	• **Traitement chirurgical anti-reflux type COHEN**	2	1
	• **Surveillance post opératoire** :	1	2
	- **Antiseptique urinaire systématique pendant 1 mois**	1	0,5
	- **ECBU réguliers**	1	0,5
	- **UIV à 1 mois**	1	1
	- **Cystographie à 2 mois pour contrôler les résultats**	1	1
		10	

7	Quelle classe d'antibiotique classiquement utilisée lors des infectons urinaires est contre indiquée chez l'enfant ? Quelle en est la principale raison? (7)	Grille classique	Grille ECN
	• Classe de **fluoroquinolones**	4	4
	• Atteinte articulaire, cartilagineuse principalement		
	- **Chondropathies**	3	3
		7	

8	La maman vous demande quelles sont les autres circonstances de découverte du reflux vésico-urétéral (RVU). (14)	Grille classique	Grille ECN
	• **Information, claire, loyale et appropriée :**	1	2
	• **Infections urinaires :**	1	2
	- **Asymptomatiques** découvertes su BU/ECBU systématiques	1	-
	- **Symptomatiques** : cystite, pyélonéphrite, anomalies de la croissance, troubles digestifs	1	-
	• **Autres signes urinaires : instabilité vésicale, énurésie nocturne résistante au traitement**	1+1+1	2
	• **Hypertension artérielle**	1	2
	• **Douleur lombaire ascendante en per ou post mictionnel** : rare mais très évocateur	1	1
	• **Signes d'insuffisance rénale** : rares	1	1
	• **Pendant la période prénatale ou néonatale : découverte d'une dilatation des voies urinaires à l'échographie**	1	2
		1	1
	• **Dépistage de la fratrie d'un enfant porteur d'un RVU**	1	1
		14	

COMMENTAIRES

QUESTIONS	COMMENTAIRES
Général	• La pyélonéphrite chez un nourrisson est déjà tombée aux ECN 2008, ainsi c'est un sujet à bien maîtriser
1	• Les trois complications de la fièvre chez le nourrisson sont : la crise convulsive hyperthermique, la déshydratation, l'hyperthermie maligne
2	• La ponction lombaire est systématique avant l'âge de trois mois
3	• Accord parental
4	• L'échographie et la cystographie seront probablement le plus côtées le jour de l'ECN
5	• Reflux actif = qui se produit durant la miction. En effet lors de la miction, le détrusor se contracte et la pression intravésicale augmente, ce qui peut créer un reflux ou majorer un reflux passif
6	• La surveillance ECBU est indipensable • L'accord parental devar être recherché pour le traitement chirurgical également
7	• Les fluoroquinolones sont également contre indiquées durant la grossesse : dépôts osseux et ictère nulcéaire chez le fœtus, tératogénicité.
8	• Ne pas oublier l'information claire loyale et appropriée

ITEMS ABORDES

TYPE	ITEMS			INTITULES
	PARTIE	MODULE	NUMERO	
Question principale	I	7	93	Infections urinaires de l'enfant et de l'adulte. Leucocyturie
Questions accessoires	I	11	173	Prescription et surveillance des antibiotiques
	I	11	203	Fièvre aiguë chez l'enfant et l'adulte. Critères de gravité d'un syndrome infectieux

Le + : POUR MIEUX ASSIMILER

FICHE SYNTHESE
(SYNTHESE et POINTS CLES)

Les particularités de l'infection urinaire chez l'enfant sont :

- Le **risque de méconnaître le diagnostic**, notamment chez le nourrisson
- Le **risque de septicémie très rapide** chez le nourrisson en cas d'atteinte parenchymateuse
- Le **risque de séquelles parenchymateuses** pouvant être responsable **d'HTA ultérieure voire d'insuffisance rénale chronique**
- La **nécessité de rechercher une malformation des voies urinaires** à type de reflux vésico-urétéral, de valves postérieures de l'urètre chez le garçon et de syndrome de jonction pyélo-urétérale.

- Chez le grand enfant, la symtpomatologie est assez similaire à celle de l'adulte. Chez le nourrisson, on se retrouve le plus souvent devant un syndrome fébrile isolé ou associé à des signes extra-urinaires notammement digestifs. **Le recours aux bandelettes urinaires doit être systématique.**

- Le traitement repose sur l'antibiothérapie adaptée à l'ECBU
  - Monothérapie orale d'emblée pour les cystites de la petite fille gérées en ville
  - Biantibiothérapie initiale par voie IV avec hospitalisation si nouveau-né, nourrisson ou plus grand enfant avec syndrome septique. Relais par une monothérapie orale selon l'antibiogramme.

Consensus

Dossier de spécialité N° 13

Un calcul compliqué

1 Enoncé

Mr L 47 ans consulte aux urgences pour douleurs lombaires gauches apparues brutalement depuis la veille.

Il est suivi à l'hôpital pour un cancer rénal opéré par néphrectomie élargie il y a 6 ans

Il fait 1m80 et 88kg.

Il est sous IEC pour une HTA bien équilibrée à 130/80mmHg.

Il décrit une douleur brutale unilatérale gauche, intense, tournant dans le flanc et irradiant vers le pli inguinal gauche. Le patient est agité, il dit ne pas trouvé de position antalgique. C'est le premier épisode de ce type. Il est apyrétique et a vomi à deux reprises. Il vous dit ne pas avoir uriné depuis ce matin.

La BU retrouve 3 croix de sang, pas de glycosurie, pas de nitrites, pas de leucocytes.

Question 1 :

Quel est votre diagnostic clinique complet ? Justifiez votre réponse.

Quels sont les diagnostics différentiels de cette pathologie ?

Question 2 :

Quel bilan complémentaire réalisez-vous ?

Vous retrouvez le bilan suivant :

Na = 145 mmol/L

K = 6,8 mmol/L

Cl = 100 mmol/L

Urée = 12 mmol/L

Créatininémie = 350µmol/L

Hb = 12,5 g/dL

GB = 9 G/L

Plaquettes : 280000/mm3

L'échographie retrouve une dilatation des cavités pyélocalicielles gauches et un uretère proximal gauche dilaté.

Question 3 :

Quelle anomalie biologique est menaçante ici ? Quel examen complémentaire réalisez-vous en urgence et que recherchez-vous ?

Que suspectez-vous ?

<u>Question 4 :</u>
Quel traitement réalisez-vous ?

<u>Question 5 :</u>
Vous concluez à une origine lithiasique de cet épisode.
Quel examen est-il indispensable pour la suite de la prise en charge ?

<u>Question 6 :</u>
Le patient s'inquiète des risques évolutifs de cette pathologie ? Que lui répondez-vous ?

<u>Question 7 :</u>
La femme du patient rapporte l'imagerie suivante réalisée lors d'un bilan médical antérieur. Décrivez-la. Est-elle compatible avec votre diagnostic ?

<u>Question 8 :</u>
Vous allez devoir effectuez un traitement étiologique. Donnez les différentes techniques existantes et leurs principales indications.

<u>Question 9 :</u>
Le patient vous demande comment se forme les calculs urinaires et de quelles autres façons aurait-on pu les découvrir. Que lui répondez-vous ?

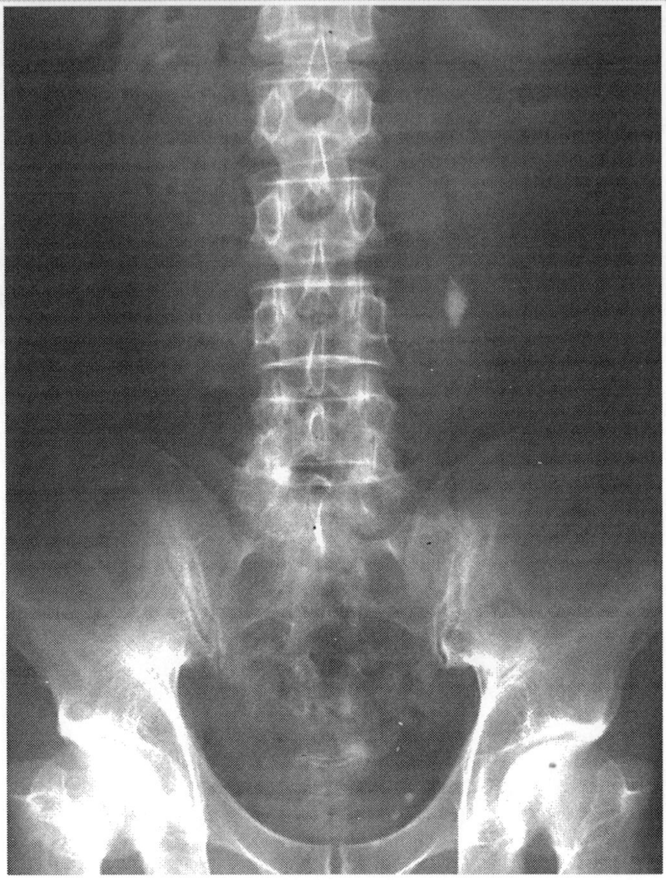

2 Corrigé

LE + : PREMIERE LECTURE, CONSEILS ET ASTUCES

- **Appréciation globale et difficulté du dossier :**
  - Dossier difficile de colique néphrétique compliquée
  - Difficulté : 3/3
  - A classer en 3ème position parmi les 3 dossiers de l'épreuve
- **Zéros et mots clés à inscrire sur le brouillon :**
  - Hyperkaliémie = ECG
  - Arrêt des IEC
  - Rein unique = terrain particulier = pyélonéphrite compliquée
- **Astuces, réflexes et pièges :**
  - Ne pas oublier de traiter l'hyperkaliémie à la question 3 ; il faut traiter les différents problèmes quand c'est le cas, ne pas traiter que la pathologie principale.

GRILLE DE CORRECTION

1	**Quel est votre diagnostic clinique complet ? Justifiez votre réponse. Quels sont les diagnostics différentiels de cette pathologie ? (15)**	**Grille classique**	**Grille ECN**
	• **Premier épisode de colique néphrétique gauche compliquée, anurique et sur rein unique chez un homme de 47 ans suivi pour cancer rénal droit devant :**	**4**	**4**
	- Terrain : homme de 47 ans, **néphrectomie droite pour cancer**	**1**	**1**
	- Anamnèse : **douleur brutale, intense, tournant autour du flanc et irradiant aux organes génitaux externes**, agitation, **anurie**, vomissements	**1**	**1**
	- Argument de fréquence	**1**	**1**
	- Clinique : **hématurie à la BU**	**1**	**1**
	- **Pas d'argument en faveur d'un autre diagnostic** : apyrexie, pas de leucocyturie ni de nitrites à la BU	**1**	**0,5**
	• Diagnostics différentiels de la colique néphrétique :		
	- **Affections urologiques non lithiasiques** :	**-**	**0,5**
	× **Pyélonéphrite aiguë**	**0,5**	**1**
	× **Tumeur du rein, de la vessie, des voies excrétrices**	**0,5**	**1**

	Grille classique	Grille ECN
× **Infarctus rénaux (drépanocytose)**	0,5	-
× **Torsion du cordon spermatique**	0,5	1
- **Affections non urologiques :**	-	0,5
× **Torsion de kyste ovarien**	0,5	1
× **Appendicite, diverticulite**	0,5	-
× **Colique hépatique**	0,5	-
× **Ulcère gastrique**	0,5	0,5
× **Nécrose ischémique du caecum**	0,5	-
× **Fissuration d'anévrysme aortique**	0,5	1
× **Pneumopathie**	0,5	-
× **Arthrose lombaire**	0,5	-
	15	

2	Quel bilan complémentaire réalisez-vous ? (6)	Grille classique	Grille ECN
	• Biologiques :		
	- **NFS**	0,5	-
	- **Crétininémie++, urée** : retentissement rénal	1	2
	- **Ionogramme sanguin**	1	1
	- **ECBU**	0,5	-
	- **Hémostase (TP, TCA), groupe ABO, Rh** : si traitement chirurgical nécessaire	1	1
	• Imagerie :		
	- **Couple ASP + échographie rénale ou**	1	1
	- **Scanner hélicoïdal sans injection**	1	1
		6	

3	Quelle anomalie biologique est menaçante ici ? Quel examen complémentaire réalisez-vous en urgence et que recherchez-vous ? Que suspectez-vous ? (13)	Grille classique	Grille ECN
	• **Hyperkaliémie menaçante**	1	2
	• **Électrocardiogramme 12 dérivations** en **urgence :**	1	1+1
	- **Signes diffus**	1	2
	- **Troubles de la conduction : augmentation de l'espace PR**, BAV, **disparition des ondes p**	1+0,5 0,5	1
	- **Troubles du rythme : élargissement des QRS, blocs de branches**	1+0,5*2	1
	- **Troubles de la repolarisation : grandes ondes T positives, pointues et symétriques**	1+1	1
	• On suspecte une hyperkaliémie sur **probable insuffisance rénale aiguë obstructive par calcul lithiasique su rein unique**	4	4
		13	

4	Quel traitement réalisez-vous (sans détailler la surveillance) ? (16)	Grille classique	Grille ECN
•	**Urgence**	1	-
•	**Hospitalisation en réanimation**	1+0,5	1+1
•	Mise en conditions :		
	- Repos au lit		
	- 2 VVP		
	- **Arrêt des IEC**	0,5	0,5
	- **Monitorage cardiotensionnel et oxymétrie de pouls**	1	1
	- +/- Oxygénothérapie si nécessaire		
•	Traitement spécifique :		
	- **Dérivation/drainage chirurgical des urines en urgence** après bilan pré opératoire et consultation d'anesthésie :	2	2
	× **Par sonde double J ou par néphrostomie per cutanée**	1	1
	× **En prévenant le syndrome de levée d'obstacle**	1	1
	- **Traitement de l'hyperkaliémie :**	PMZ	1
	× **Gluconate de calcium IV (protecteur cardiaque)**	1	1
	× **Alcalinisation par bicarbonates de calcium IV**	1	1
	× **Kayexalate en lavement**	1	0,5
	- Traitement symptomatique :		
	× **Traitement antalgique**	1	2
	× **Perfalgan IV**	1	1
	× **+/- Morphine : Chlorydrate de morphine IV**	1	1
	× **Antispasmodique IV**	0,5	-
	× **Pas d'AINS (insuffisance rénale aiguë)**	0,5	-
	× Hydratation adaptée		
•	**Surveillance clinique et para clinique de la tolérance et l'efficacité du traitement**	1	1
		16	

5	Quel examen est-il indispensable pour la suite de la prise en charge ? (7)	Grille classique	Grille ECN
•	**Analyse spectrophotométrique à l'infrarouge du calcul**	7	7
		7	

6	Le patient s'inquiète des risques évolutifs de cette pathologie ? Que lui répondez-vous ? (9)	Grille classique	Grille ECN
•	**Information Claire, loyale et appropriée**	1	1
•	**Rassurer le patient**	0,5	-
•	**Evolution simple :**	1	-
	- **Elimination du calcul par les voies naturelles**	0,5	1
	- **Persistance sans modification ni troubles**	0,5	1
	- **Dissolution spontanée par régime ou traitement médical**	0,5	1

• **Evolution compliquée**	1	-
- **Obstruction** (aiguë ou chronique)	1	1
- **Infection urinaire**	1	1
× **Aiguë sur obstacle** : colique néphrétique fébrile	0,5	1
× **Chronique par présence d'un calcul** : pyélonéphrite bactérienne chronique	0,5	1
- **Récidive** : 50% à 5 ans	1	1
	9	

7	**La femme du patient rapporte l'imagerie suivante réalisée lors d'un bilan médical antérieur. Décrivez-la. Est-elle compatible avec votre diagnostic ? (5)**	Grille classique	Grille ECN
	• **Cliché d'abdomen sans préparation de face**	1	0,5
	• **Visualisation d'une opacité supracentimétrique dans l'uretère lombaire gauche et de deux petites opacités infracentimétriques intra-vésicales**	1 1	1 0,5+1
	• **C**onclusion : images compatibles avec **des calculs jusque là asymptomatiques**	1 -	1 0,5
	• **Oui,** cela est compatible avec notre diagnostic	1	0,5
		5	

8	**Vous allez devoir effectuez un traitement étiologique. Donnez les différentes techniques existantes et leurs principales indications. (20)**	Grille classique	Grille ECN
	• **Lithotritie extracorporelle (LEC)** :	2	2
	- **Taille < 20 mm**	1	1
	- **Calculs pyélocaliciels**	1	1
	- **Calcul dans l'uretère lombaire ou iliaque**	1	1
	- Hors contre-indiactions : grossesse, infection, anévrysme aortique, traitement anticoagulant		
	• **Urétéroscopie :**	2	2
	- **Échec de la LEC**	1	1
	- **Calcul de l'uretère pelvien+**	1	1
	• **Néphrolithotomie percutanée :**	2	2
	- **Taille > 20 mm**	1	1
	- **Calculs coralliformes**	1	1
	- **Calcul pyélocaliciel**	1	1
	• **Urétéro-lithotomie : calcul urétéral**	2+1	2+1
	• **Chirurgie à ciel ouvert : volumineux calculs coralliformes**	2+1	2+1
		20	

9	Le patient vous demande comment se forme les calculs urinaires et de quelles autres façons aurait-on pu les découvrir. Que lui répondez-vous ? (9)	Grille classique	Grille ECN
	• Formation des calculs : lithogénèse :		
	- **Formation de cristaux** par **sursaturation des urines en sel** du composant incriminé	1+1	1+1
	- **Cristallisation par modification du pH**	1	1
	- **Augmentation du volume** et **agrégation des cristaux** puis **fixation et croissance progressive du nucléus**	1+1+1	1+1+1
	- +/- terrain favorisant : infection urinaire, anomalie des voies excrétrices		
	• Circonstances de découverte :		
	- **Douleurs aiguës de colique néphrétique**	0,5	1
	- **Douleurs chroniques** localisées au rein ou à l'uretère	0,5	-
	- **Hématurie** microscopique+, macroscopique plus rare	0,5	1
	- **Infections urinaires** avec ou sans signes généraux	0,5	1
	- **Insuffisance rénale aiguë ou chronique**	0,5	-
	- **Découverte fortuite pas ASP** : calculs souvent asymptomatiques	0,5	-
		9	

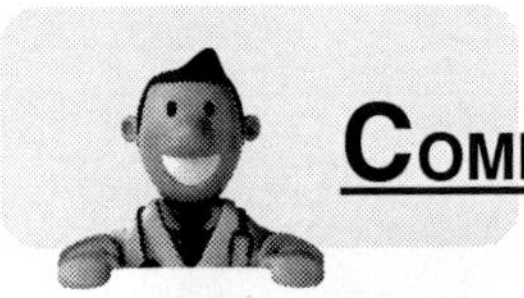

COMMENTAIRES

QUESTIONS	COMMENTAIRES
Général	• Un dossier de colique néphrétique est tombé en 2009, la probabilté pour qu'il resorte est donc forte.
1	• Les autres coliques néphrétiques compliquées sont : la pyélonéphrite sur obstacle, la colique néphrétique hyperalgique
2	• Devant une colique néphrétique compliquée il est nécessaire d'avoir la certitude de l'existence et du degré de l'obstacle. Le meilleur examen à réaliser est le scanner hélicoïdal sans injection
3	• Les troubles métaboliques se manifestent électriquement par des signes diffus, sur toutes les dérivations, non systématisés
4	• Le drainage des urines est un traitement chirurgical donc penser à la consultation d'anesthésie et au bilan pré-opératoire • Le traitement antalgique est primordial dans la colique néphrétique
5	• Donne des renseignements d'intérêt thérapeutique • Tamisage des urines
6	• En cas de récidives il faudra rechercher un ou des facteurs favorisants la lithogénèse
7	• Imagerie = intitulé + description + conclusion
8	• Possibilté de choisir la technique adaptée la moins invasive.
9	• La physiopathologie de la lithogénèse est simple à connaitre. Cela pourrait faire l'objet d'une question aux ECN

ITEMS ABORDES

TYPE	ITEMS			INTITULES
	PARTIE	MODULE	NUMERO	
Question principale	II	-	259	Litihase urinaire
Questions accessoires	I	11	219	Troubles de l'équilibre acido-basique et désordres hydro-électrolytiques

LE + : POUR MIEUX ASSIMILER

FICHE SYNTHESE
(SYNTHESE et POINTS CLES)

Prise en charge d'un autre type de colique néphrétique compliquée : **la colique néphrétique hyperalgique :**

- Hospitalisation
- Voie veineuse périphérique
- **MORPHINE IV 0,1 mf/kg** en dehors des contre-indications (au bout de 15 minutes évaluation de la douleur par **échelle visuelle analogique** (EVA))
  - Si EVA > 4 :
    - Poids < 60 kg : 2 mg IV
    - Poids > 60 kg ; 3 mg IV
    - Puis 5 à 10 mg/4h sous cutanée à partir de h+2
  - Si EVA < 4 :
    - **PROFENID 100 mg IV** : le PROFENID est actuellement le seul AINS par voie parentérale à avoir une AMM dans le traitement des coliques néphrétiques
    - **PRODAFALGAN 2g IVL** en 20 minutes 3 fois par jour
- Surveillance : pouls, TA, douleur, diurèse, température
- **Tamisage des urines**
- Quand la crise est terminée, stimuler la patient pour qu'il bouge (marcher, monter et descendre les escaliers...) et qu'il boive beaucoup d'eau de façon à éliminer le calcul, si celui-ci a des chancesde pouvoir s'éliminer spontanément. Il faut prévenir le patient qu'en cas de réapparition de la douleur il doit à nouveau diminuer ses apports hydriques
- En cas d'échec ou de complications, on aura recours au traitement chirurgical en urgence

FICHE CONSENSUS (CONFERENCES DE CONSENSUS et RECOMMANDATIONS)	
HAS	**Prise en charge urologique des calculs rénaux et urétéraux de l'adulte, 2004**

- La **topographie** (rein ou uretère) et la **taille** (meusre) du calcul sont les **critères descriptifs initiaux pour le choix des traitements.**
- Le **succès** des traitements est défini par **l'absence de fragment résiduel.**
- Pour les calculs du rein **la lithotricie extra-corporelle** (LEC) est le traitement de référence des calculs de moins de 20 mm. An delà de 20 mm la **néphrolithotomie percutanée** est le traitement le plus efficace. L'urétéroscopie souple est en évaluation**. La chirurgie à ciel ouvert** et la laparoscopie ont des indications limitées à moins de 1% des cas.
- Pour les calculs urétéraux proximaux, la LEC est choisie en première intention. Au niveau pelvien la LEC et l'**urétéroscopie** sont les traitements de choix pour les calculs de moins de 10 mm ; au-delà de 10 mm l'urétéroscopie est recommandée.
- Le traitement chirurgical effectué, il faut absolument faire une **analyse morpho-constiutionelle des calculs, une étude étiologique et donner des conseils diététiques afin de prévenir la récidive.**

Dossier de spécialité N° 14

Prise en charge d'une hématurie

1 Enoncé

Vous recevez en consultation Mme D 63 ans envoyée par son médecin traitant pour prise en charge d'une hématurie macroscopique qu'il pense être d'origine urologique. Ses antécédents sont une hypertension artérielle traitée par diurétique thiasidique et une prothèse valvulaire traitée par anticoagulant depuis 5 ans.
Elle fume à 30 PA. Elle est retraitée actuellement mais a travaillé dans une industrie de peinture pendant 36 ans.

Question 1 :
Comment le médecin traitant peut-il déduire à une origine urologique de l'hématurie ? Quelles en sont les principales étiologies ?

Question 2 :
L'externe qui vous accompagne vous demande s'il ne pourrait pas s'agir d'un surdosage en anticoagulant, qu'en pensez-vous ?

Question 3 :
Quel bilan para clinique proposez-vous ?

Question 4 :
L'échographie vésicale réalisée met en évidence une lésion tissulaire appendue à la paroi vésicale. Quel diagnostic suspectez-vous ? Quel examen réalisez-vous pour confirmer votre diagnostic ?

Question 5 :
Quel est bilan faites-vous ?

Question 6 :
La lésion est classée T1 G2, superficielle, localisée avec un bilan d'extension négatif. Quelle est la suite de votre traitement ?

Question 7 :
Quels facteurs de risque de cette pathologie retrouvez-vous chez cette patiente et quels autres facteurs connaissez-vous ?

Question 8 :
Mme D souhaiterait faire reconnaitre sa maladie en tant que maladie professionnelle. Décrivez la démarche à effectuer.

2 Corrigé

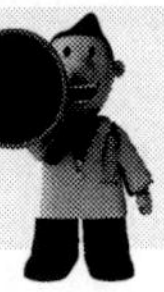

Le + : PREMIERE LECTURE, CONSEILS ET ASTUCES

- **Appréciation globale et difficulté du dossier :**
  - Dossier de difficulté moyenne
  - Difficulté : 2/3
  - A classer en 2ème position parmi les 3 dossiers de l'épreuve
- **Zéros et mots clés à inscrire sur le brouillon :**
  - Arrêt du tabac
  - Arrêt des anticoagulants
  - Prévention de l'endocardite d'Osler
  - Déclaration en maladie professionnelle
- **Astuces, réflexes et pièges :**
  - Cancérologie = réunion de concertation pluridisciplinaire, schéma daté et signé, envoi en anatomopathologie

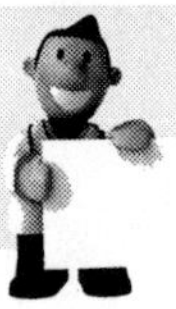

Grille de correction

1	**Comment le médecin traitant peut-il déduire à une origine urologique de l'hématurie ? Quelles en sont les principales étiologies ? (10)**	**Grille classique**	**Grille ECN**
	• Hématurie d'origine urologique :		
	- **Caillotante**	1	1
	- **Terminale**	1	1
	- **Rouge vif**	1	1
	- **Douleurs lombaires possibles**	1	1
	• Principales étiologies :		
	- **Tumeurs du rein, de la vessie,** autres tumeurs urothéliales	1+1	1+1
	- **Calcul urinaire**	1	1
	- **Infection urinaire** : cystite, pyélonéphrite, prostatite, bilharziose, tuberculose urinaire	1	1
	- **Affections tumorales prostatiques**	1	1
	- **Hématurie traumatique** : fracture ou biopsie rénale, lithotritie extracorporelle	1	1
		10	

2	L'externe qui vous accompagne vous demande s'il ne pourrait pas s'agir d'un surdosage en anticoagulant, qu'en pensez-vous ? (6)	Grille classique	Grille ECN
	• **Non**, un traitement anticoagulant ne doit pas être accepté comme cause de l'hématurie même microscopique car **près de 82% des patients ayant une hématurie sous anticoagulant ont une anomalie urolgique.**	3 3	4 2
		6	

3	Quel bilan para clinique proposez-vous ? (10)	Grille classique	Grille ECN
	• Biologique :		
	- **NFS-plaquettes, hémostase**	1+1	1+1
	- **Ionogramme sanguin, urée, crétininémie**	1+1	1+1
	- **ECBU**	1	1
	- **Protéinurie des 24h**	1	1
	• Imagerie :		
	- **Echographie bilaterale et comparative rénale**	1+1	1+1
	- **Des voies urinaires**	1	1
	- **Et vésicale sus pubienne**	1	1
		10	

4	L'échographie vésicale réalisée met en évidence une lésion tissulaire appendue à la paroi vésicale. Quel diagnostic suspectez-vous ? Quel examen réalisez-vous pour confirmer votre diagnostic ? (17)	Grille classique	Grille ECN
	• **Cystoscopie diagnostique**	1	2
	• **Sous anesthésie générale** au bloc opératoire	1	-
	• **Après information de la patiente et obtention du consentement éclairé**	1+1	1+1
	• Examen macroscopique		
	• **Biopsies des lésions, résection endoscopique**	1+1	1+1
	• **Biopsies de la muqueuse saine**	1	
	• **Envoi en anatomopathologie**	2	2
	• **Schéma daté et signé**	1	1
	• **Après ECBU négatif**	1	1
	• **Après arrêt des anticoagulants**	1PMZ	1
	• **Prévention de l'endocardite d'Osler :**	1PMZ	2
	× Patiente non allergique :		
	× **Amoxicilline 2g IV puis Gentamycine 1,5mg/kg IV**	1+1	1+1
	× **Puis 1g per os d'Amoxicilline 6h après le geste, pas de deuxième dose de Gentamycine**	1+1	1+1
		17	

5	Quel bilan faites-vous ? (18)	Grille classique	Grille ECN
	• Clinique :		
	- **Extension locale** : **touchers pelviens**, toucher bidigital, **présence de signes fonctionnels urinaires**	1+1 1	2 -
	- **Extension loco-régionale : aires ganglionnaires, hépatomégalie**		

- **Extension à distance : examen neurologique, douleurs osseuses**	1*3	2
- **Altération de l'état général**	1*3	2
	1	1
• Para Clinique :		
- **Echographie hépatique + bilan hépatique complet**		
- **Radiographie thoracique**	1+1	1+1
- **Scanner thoraco-abdomino-pelvien :**	1	1
× **Ganglions métastatiques, métastases**	1	2
× **Retentissement sur le haut appareil urinaire**	0,5+0,5	1+1
× **Atteinte des organes de voisinage**	0,5	1
- +/- Scintigraphie osseuse et scanner cérébral selon points d'appel clinique	0,5	1
- **Sérologie bilharziose si facteur de risque**		
- **Pathologies liées au tabac : ECG, RT, selon examen clinique**	1	1
	1	1
	18	

6	**La lésion est classée T1 G2, superficielle, localisée avec un bilan d'extension négatif. Quelle est la suite de votre traitement ? (16)**	Grille classique	Grille ECN
	• **Après information de la patiente**	1	-
	• **Après reunion de concertation pluridisciplinaire**	1	2
	• Après le premier temps du traitement des tumeurs vésicales superficielles qui est la résection endoscopique.		
	• **Instillations intravésicales**	1	2
	- **Mitomycine C**	1	1
	- **BCG**	1	1
	- **Traitement par Ofloxacine 6 à 12h après l'instillation**	0,5	0,5
	- **Une instillation par semaine pendant 6 semaines**	0,5	0,5
	• **Indemnisation au titre des maladies professionnelles**	1	1
	• **Prise en charge psychologique, associations de malades**	1+1	0,5*2
	• **Prise en charge à 100%, ALD 30**	1+1	0,5*2
	• **Arrêt du tabac**	1PMZ	1
	• **Surveillance clinique et para clinique de la tolérance et l'efficacité du traitement :**	1	1
	- **A vie**	0,5	1
	- Clinique : **aires ganglionnaires,** état général**, signes fonctionnels urinaires,** effets secondaires des traitements	0,5*2	0,5*2
	- Para clinique : **cytologie urinaire, échographie vésicale, endoscopie sous anesthésie locale**	0,5*3	0,5*3
	- **Rythme** : tous les trois mois pendant un an	-	0,5
	- Puis tous les 6 mois la deuxième année		
	- Puis une fois par an		
		16	

7	**Quels facteurs de risque de cette pathologie retrouvez-vous chez cette patiente et quels autres facteurs connaissez-vous ? (8)**	Grille classique	Grille ECN

• Chez la patiente :		
- **Tabagisme**	1	1
- **Carcinogènes industriels (peinture)**	1	1
• Autres facteurs de risque à rechercher :		
- **Bilharziose urinaire**	1	1
- **Irritation chronique et infections vésicales**	1+1	1+1
- **Radiothérapie pelvienne**	1	1
- **Iatrogène : cyclophosphamide/analgésique en excès**	1	1
- **Exstrophie vésicale**	1	1
	8	

8	**Mme D souhaiterait faire reconnaitre sa maladie en tant que maladie professionnelle. Décrivez la démarche à effectuer. (15)**	Grille classique	Grille ECN
	• **Employeur** : remet une **attestation de salaire** au patient	**1+1**	**0,5+2**
	• **Praticien** : rédige le **certificat médical initial descriptif (CMI)** en trois exemplaires	**1+1**	**0,5+2**
	• **Patient** : remet à la CPAM :	**1**	**0,5**
	- **Sa déclaration de maladie professionnelle sur formulaire spécialisé**	**1**	**2**
	- **Son attestation de salaire**	**1**	**1**
	- **Le CMI rédigé par un médecin de son choix** en 2 exemplaires	**1**	**1**
	- **Dans un délai de 15 jours suivant la cessation de travail ou le diagnostic de la maladie**	**1**	**1**
	• **Médecin de la CPAM** :		
	- **Consulte le dossier**	**1**	**0,5**
	- **Examine le patient**	**1**	**0,5**
	- **Décide ou non d'admettre la maladie professionnelle**	**1**	**0,5**
	- **Calcul le taux d'IPP**	**1**	**1**
	- **Peut proposer une enquête à l'inspecteur du travail**	**1**	**1**
		15	

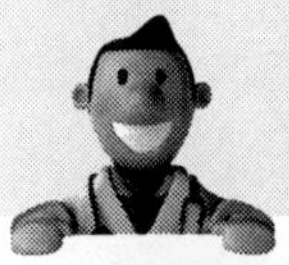

COMMENTAIRES

QUESTIONS	COMMENTAIRES
Général	• Un dossier sur le cancer de vessie pourrait tomber notamment dans le cadre des pathologies liées au tabac. Les maladies professionnelles/accidents du travail sont déjà tombés plusieurs fois.
1	• Devant une héamturie isolée, lest umeurs de vessie et les tumeurs du rein doivent être recherchées en priorité absolue
3	• Devant une hématurie, en cas de normalité de ce premeir bilan il faudra réaliser

	une UIV
4	• Le diagnostic est endoscopique et histologique
5	• Bilan clinique et para clinique d'extension et du terrain
6	• Le premier temps du traitement des tumeurs vésicales est la résection endoscopique.
7	• Le tabac et les carcinogènes industriels sont les principaux facteurs de risque de cancer de vessie
8	• Pour qu'une maladie soit reconnue professionnelle il faut qu'elle respecte les critères dans tableaux de maladie profesionnelle : désignation de la maladie, délai de prise en charge, liste des travaux responsables

ITEMS ABORDES

TYPE	ITEMS			INTITULES
	PARTIE	MODULE	NUMERO	
Question principale	I	10	160bis	Tumeurs de vessie
Questions accessoires	I	7	109	Accidents du travail et maladie professionnelle
	III	-	315	Hématurie

LE + : POUR MIEUX ASSIMILER

FICHE SYNTHESE
(SYNTHESE et POINTS CLES)

- Les **facteurs de mauvais pronostic** du cancer de vessie sont :
  - **Tumeurs multiples (>3)**
  - **Grande taille > ou = à 3 cm**
  - **Stade > ou = T1**
  - **Urothélium adjacent dysplasique ou presence de CIS (carcinoma in situ)**
  - **Grade élevé (G3)**
  - **Récidive précoce (avant 3 mois)**
  - **Existence d'emboles vasculaires à l'examen microscopique**
  - **Persistance du facteur de risque (tabac)**

- Les tumeurs de vessie ont deux caractéristiques carcinologiques :
  - Elles peuvent récidiver sur un même mode histologique
  - Elles peuvent progresser dans des grades et des stades plus élevées

Dossier de spécialité N° 15

Une prostate qui fait des siennes

1 Enoncé

Vous recevez aux urgences un homme de 60 ans qui n'arrive plus à uriner depuis le matin avec douleur intense du bas ventre.
Il rentre de vacances et vient de faire 8h de voiture.
Il n'a pas d'antécédent mis à part une hypercholestérolémie traitée par statines. Il fait 1m75 et 86kg.
Son dernier bilan médical était satisfaisant, il nous rapporte la notion d'une prostate augmentée de volume mais qui ne lui a jamais posé de problème auparavant.

Question 1 :
Quel est votre diagnostic complet en le justifiant.
Quel élément recherchez- vous à l'examen clinique ? Décrivez-le.

Question 2 :
Vous décidez de mettre en place un cathéter sus pubien. Quels sont dans le ca présent les avantages de ce mode de drainage ? Quelles sont ses contre-indications ?

Question 3 :
Le patient se demande quelles autres complications auraient pu survenir à cause de sa prostate. Que lui répondez-vous ?

Question 4 :
Il s'inquiète du cancer de la prostate et vous demande l'intérêt d'un dosage du PSA. Il en a déjà entendu parler. Que lui répondez-vous ?

Question 5 :
Quel bilan de la pathologie sous-jacente du patient faites-vous ?

Question 6 :
Vous décidez de mettre en route un traitement pour cette pathologie sous-jacente. Rédigez votre ordonnance et citez les principaux effets secondaires des médicaments utilisés.

Question 7 :
Quelles règles hygiéno-diététiques lui donnez-vous pour éviter un nouvel épisode de ce type ?

2 Corrigé

LE + : PREMIERE LECTURE, CONSEILS ET ASTUCES

- **Appréciation globale et difficulté du dossier :**
  - Dossier sans difficulté particulière
  - Difficulté : 2/3
  - A classer en 2ème position parmi les 3 dossiers de l'épreuve
- **Zéros et mots clés à inscrire sur le brouillon :**
  - Prostate augmentée de volume : hypertrophie bénigne de prostate (HBP)
  - Calcul de l'indice de masse corporelle
  - Score IPSS
- **Astuces, réflexes et pièges :**
  - Traitement de l'HBP : **règles hygiéno-diététiques** + traitement médical +/- traitement chirurgical

GRILLE DE CORRECTION

1	**Quel est votre diagnostic complet en le justifiant. Quel élément recherchez- vous à l'examen clinique ? Décrivez-le. (15)**	Grille classique	Grille ECN
•	**Rétention aiguë d'urines(RAU) sur hypertrophie bénigne de la prostate(HBP) déclenchée par une station assise prolongée chez un homme de 60 ans devant :**	**4**	**4**
	- **Terrain** : homme de 60 ans	**1**	**1**
	- **Anamnèse** : voyage en voiture de 8h	**1**	**-**
	× **HBP : notion de prostate augmentée de volume,**	**1**	**2**
	× **RAU : impossibilité brutale d'uriner, douleur du bas ventre**	**1**	**2**
	- **Argument de fréquence**	**1**	**-**
•	On recherche **un globe vésical** :	**2**	**2**
	- **Voussure hypogastrique**	**1**	**1**
	- **Mate**	**1**	**1**
	- **Convexe vers le haut**	**1**	**1**
	- **Dont la palpation douloureuse réveille l'envie d'uriner**	**1**	**1**
		15	

2	**Vous décidez de mettre en place un cathéter sus pubien. Quels sont dans le ca présent les avantages de ce mode de drainage ? Quelles sont ses contre-indications ? (13)**	**Grille classique**	**Grille ECN**
	• Avantages :		
	- **Evite le traumatisme d'un sondage difficile**	**2**	**2**
	- **Permet une épreuve de clampage**	**2**	**2**
	- **Permet la réalisation d'une urétro-cystographie**	**2**	**2**
	• Contre-indications :		
	- **Doute diagnostic**	**1**	**1**
	- **Cancer de vessie connu ou suspecté**	**1**	**1**
	- **Pontage extra-anatomique**	**1**	**1**
	- **Non compliance, refus du patient**	**1**	**1**
	- **Troubles de l'hémostase, anticoagulant**	**1**	**1**
	- **Laparotomie sous ombilicale**	**1**	**1**
	- **Hématurie importante** (risque d'obstruction du cathéter)	**1**	**1**
		13	

3	**Le patient se demande quelles autres complications auraient pu survenir à cause de sa prostate. Que lui répondez-vous ? (11)**	**Grille classique**	**Grille ECN**
	• **Information claire loyale et appropriée**	**2**	**2**
	• **Rassurer le patient**	**1**	**2**
	• **Insuffisance rénale obstructive aiguë ou chronique**	**1**	**1**
	• **Dilatation du haut appareil urinaire**	**1**	**1**
	• **Infection urinaire** : prostatite, épididymite, pyélonéphrite	**1**	**1**
	• **Rétention d'urines aiguë ou chronique**	**1**	**1**
	• **Vessie de lutte** : hypertrophie vésicale, diverticules	**1**	**1**
	• **Complications par augmentation de la pression intra-abdominale** : prolapsus rectal ou hémorroïdaire, hernie inguinale	**1**	**1**
	• Colique néphrétique, **lithiase urinaire**	**1**	**1**
	• **Hématurie macroscopique**	**1**	**-**
		11	

4	**Il s'inquiète du cancer de la prostate et vous demande l'intérêt d'un dosage du PSA. Il en a déjà entendu parler. Que lui répondez-vous ? (10)**	**Grille classique**	**Grille ECN**
	• **PSA : antigène spécifique de la prostate mais pas du cancer de la prostate**	**3**	**3**
	• Est **augmenté** par :	**1**	**1**
	- **L'hypertrophie bénigne de prostate**	**1**	**1**
	- **Le cancer de la prostate**	**1**	**1**
	- **La rétention aiguë d'urines**	**1**	**1**
	- **Les manipulations prostatiques** : biopsies, cystoscopie, massage prostatique…	**1**	**1**

- L'éjaculation récente • Dans ce cas, il sera probablement augmenté sans préjuger d'un cancer de la prostate, **son dosage est donc inutile ou devra être recontrôler à distance de l'épisode**	1+1	1+1
	10	

5	**Quel bilan de la pathologie sous-jacente du patient faites-vous ? (20)**	**Grille classique**	**Grille ECN**
	• Clinique :		
	- **Débimétrie mictionnelle**	1	2
	- Rechercher **une sténose du meat**	1	1
	- Rechercher **une complication : rénale** (contact lombaire), **une hernie inguinale, une épididymite, une prostatite**	1+0,5*2 0,5*2	2 -
	- **TR** : évaluation du **volume de la prostate, sensibilité, nodule pierreux, sillon médian**, asymétrie	1+0,5*2 0,5*2	1 -
	- **Organes génitaux externes**	1	1
	- Evaluation du retentissement sur la qualité de vie : **score IPSS**	1	2
	• Para Clinique :		
	- **BU/ECBU** : éliminer une infection urinaire	1	1
	- **Ionogramme sanguin, urée, créatininémie** : retentissement rénal	1+1	1+1
	- **Echographie rénale, vésicale et prostatique par voie trans-rectale**	3	3
	× **Poids de la prostate**	1	1
	× **Lobe median**	1	1
	× **Complications** : lithiase urinaire, dilatation pyélocalicielle, résidu post mictionnel	1	1
	- **PSA à proposer à partir de 50 ans mais pas systématique**	1	2
		20	

6	**Vous décidez de mettre en route un traitement pour cette pathologie sous-jacente. Rédigez votre ordonnance et citez les principaux effets secondaires des médicaments utilisés. (19)**	**Grille classique**	**Grille ECN**
	• **Nom-prénom du patient**	1	0,5
	• **Nom-fonction du médecin**	1	0,5
	• **Date**	1	0,5
	• Différents traitements possible :		
	- **Dérivés de plantes : Permixon**	2	3
	- **α-bloquants : Afuzosine**	2	3
	- **Inhibiteurs de la 5α-réductase : Finastéride**	2	3
	• **Signature**	2	2,5
	• Effets secondaires :		
	- Permixon : aucun		
	- α-bloquants : **hypotension orthostatique, céphalées**	1+1	1+1

- Inhibiteurs de la 5α-réductase : **troubles de la fonction sexuelle, diminution de la libido, diminution du volume de l'éjaculat, gynécomastie, réactions allergiques, réduction du taux sérique du PSA** (50%)	1 1+1 1+1+1	1 - 1+1+1
	19	

7	**Quelles règles hygiéno-diététiques lui donnez-vous pour éviter un nouvel épisode de ce type ? (12)**	**Grille classique**	**Grille ECN**
•	**Perte de poids**	**2**	**2**
•	**Lutte contre la constipation**	**2**	**2**
•	**Éviter la prise d'alcool et les plats épicés**	**2**	**2**
•	**Eviter la station assise prolongée**	**2**	**2**
•	**Traitement des infections urinaires**	**2**	**2**
•	**Eviter les médicaments atropiniques**	**2**	**2**
		12	

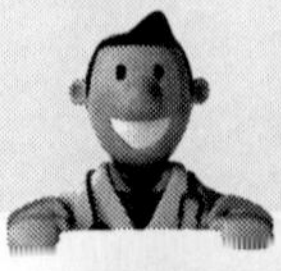

COMMENTAIRES

QUESTIONS	COMMENTAIRES
Général	• Dossier transversal et complet qui pourrait faireun sujet intéressant. La rédaction d'une ordonnance est une question à la mode
1	• Justification d'un diagnostic = terrain, anamnèse, argument de fréquence, clinique, para clinique
2	• Les contre-indications du sondage urinaire sont : l'antécédent de sténose urétrale, jeune garçon, prostatite, suspicion de rupture de l'urètre
3	• Informer et rassurer le patient
4	• Selon l'âge du patient, l'importance de l'élévation du taux de PSA et le rapport PSA libre/PSa total, l'indication de biopsies prostatiques sera posée ou non. Et cela quelque soit les données du TR qui méconaît 1 cancer sur 2.
5	• Les examens para cliniques sont prescrits plus pour évaluer l'indication thérapeutique que pour confirmer le diagnostic
6	• Les inhibiteurs de la 5α-réductase sont à éviter chez les hommes âgés à cause de la réduction du taux de PSA • Ces différents traitements peuvent être associés
7	• Education du patient indispensable

ITEMS ABORDES

TYPE	ITEMS			INTITULES
	PARTIE	MODULE	NUMERO	
Question principale	II	-	247	Hypertrophie bénigne de prostate
Questions accessoires	I	11	216	Rétention aiguë d'urines

LE + : POUR MIEUX ASSIMILER

FICHE SYNTHESE
(SYNTHESE et POINTS CLES)

- L'obstruction provoquée par l'adénome prostatique relève de **deux composantes** :
  - Une **statique** (ou mécanique) qui dépend du volume et de la forme de la prostate
  - Une **dynamique** (ou fonctionnelle) en rapport avec la contraction des fibres musculaires lisses contenues dans l'urètre, la prostate et la capsule prostatique

- Il n'y **pas de parallélisme entre la masse adénomateuse et l'intensité des troubles mictionnels**

- Devant un tableau de **prostatisme** (association d'une dysurie avec un ou plusieurs signes irritatifs), il faut toujours traiter en premier une **infection urinaire associée** qui majore les troubles mitctionnels avant de juger de la **gêne fonctionnelle** et de poser une indication thérapeutique

- **Il est assez fréquent qu'un cancer soit associé à un adénome**. Mais il n'existe aucun lien de cause à effet entre les deux

Consensus

Dossier de spécialité N° 16

Une prostate particulière

1 Enoncé

M Z 60 ans vous consulte pour des douleurs périnéales invalidantes. Il décrit des douleurs lors de l'éjaculation qui irradient parfois dans les testicules et même ans la verge. Il rapporte des épisodes d'hémospermie.
Vous retrouvez également des signes fonctionnels urinaires à type de dysurie, pollakiurie et brûlures mictionnelles.
Tout cela évolue depuis plusieurs mois.
Ce patient vous explique être extrêmement gêné, il ne sort presque plus de chez lui, lui qui est si actif. Il vous dit beaucoup voyager.

Ses antécédents :

- Une prostatite aiguë il y a 2 ans
- Hypertension artérielle bien équilibrée sous traitement médicamenteux
- Fumeur à 30PA
- Il boit un verre de vin par repas.

Au toucher rectal on retrouve une prostate indurée avec une zone douloureuse, légèrement augmentée de volume avec calcifications des vésicules séminales.
Le reste de l'examen clinique est normal.

Question 1 :
Quel est votre diagnostic clinique ? Justifiez votre réponse.

Question 2 :
Quelle est l'évolution de cette pathologie ?

Question 3 :
Quels examens complémentaires réalisez-vous ?

Il vous raconte un peu ses voyages et vous dit qu'il a été en contact avec des personnes atteintes de tuberculose.

Vous recevez quelques résultats des examens complémentaires que vous avez demandés.

- Urée, créatininémie : normales
- NFS plaquettes : normale
- ECBU : leucocyturie sans germes
- Echographie rénale bilatérale sans anomalie
- ASP : calcifications sur le trajet des voies génitales, urétérales, vésicales et prostatiques.

Question 4 :
Quel est votre diagnostic complet en le justifiant.
Quel complément de bilan réalisez-vous ?

Question 5 :
Quelles causes de leucocyturie aseptique connaissez-vous ?

Question 6 :
Quel traitement mettez-vous en place ?

Question 7 :
Au cours de la surveillance du traitement on retrouve des transaminases à 4 fois la normale. Quelle est votre conduite à tenir ?

Question 8 :
D'après son mode de vie quelle autre pathologie aurait pu être en cause ?
Quel examen para clinique simple faites-vous ?

2 Corrigé

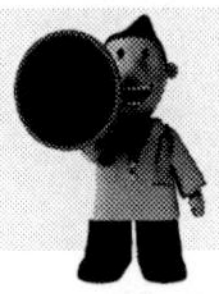

LE + : PREMIERE LECTURE, CONSEILS ET ASTUCES

- **Appréciation globale et difficulté du dossier :**
  - Dossier moyennement difficile nécessitant des connaissances solides sur la tuberculose
  - Difficulté : 2/3
  - A classer en 3ème position parmi les 3 dossiers de l'épreuve
- **Zéros et mots clés à inscrire sur le brouillon :**
  - Tuberculose = déclarationà la DDASS
  - Arrêt du tabac
- **Astuces, réflexes et pièges :**
  - Sérologies VIH 1 et 2 avec accord parental
  - Prostate indurée = cancer prostatique à éliminer
  - Devant des SFU = éliminer une infection par BU/ECBU

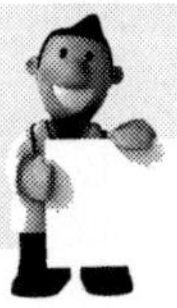

GRILLE DE CORRECTION

1	Quel est votre diagnostic clinique ? Justifiez votre réponse. (11)	Grille classique	Grille ECN
	• **Prostatite chronique probablement bactérienne** devant :	3	4
	- Le terrain : homme de 60 ans		
	- L'anamnèse :		
	× **Antécédent de prostatite aiguë**	1	2
	× **Signes fonctionnels urinaires obstructifs et irritatifs**	1	1
	× **Douleurs génitales et lors des éjaculations**	1	1
	× **Hémospermie**	1	1
	× Retentissement sur la qualité de vie		
	- L'argument de fréquence		
	- La clinique : données du TR : **prostate indurée, douloureuse,**	1+1	0,5*2
	augmentée de volume avec calcifications des vésicules séminales	1+1	0,5*2
		11	

2	Quelle est l'évolution de cette pathologie ? (11)	Grille classique	Grille ECN
	• **Evolution spontanée** :	1	2
	- **Poussées subaiguës** entrecoupées de **périodes de rémission totale ou partielle**	1+1	1+1

	Grille classique	Grille ECN
- **Complications possibles :**	1	-
× **Cystite récidivante**	1	1
× **Épididymite, pyélonéphrite**	1+1	1+1
× **Sclérose du col vésical**	1	1
• **Sous traitement** :	1	1
- Généralement **évolution favorable** mais **les récidives ne sont pas exceptionnelles**	1+1	1+1
	11	

3 Quels examens complémentaires réalisez-vous ? (6)	Grille classique	Grille ECN
• Biologiques :		
- **NFS plaquettes**	1	1
- **PSA : aucune valeur diagnostique dans la prostatite chronique**	1	1
- **ECBU : sécrétions prostatiques après massage prostatique**	1+1	1+1
- **Spermoculture car éjaculation douloureuse**	1+1	1+1
	6	

4 Quel est votre diagnostic complet en le justifiant. Quel complément de bilan réalisez-vous ? (24)	Grille classique	Grille ECN
• **Prostatite chronique probablement tuberculeuse** devant :	3	3
- Le terrain : **voyages, contage tuberculeux**	0,5+0,5	0,5
- L'anamnèse : **signes de prostatite ohronique**	1	0,5
- L'argument de fréquence		
- La clinique : **leucocyturie sans germe à la BU**	1	1
- La para clinique : **calcifications à l'ASP**	1	0,5
• Bilan complémentaire :		
• **IDR à la tuberculine**	1	0,5
• Bectériologiques :		
- **ECBU 3 jours de suite sur les urines du matin**	1	2
× **Examen direct : Coloration de Ziehl Nielson**	1	1
× **Culture sur milieu de Löwenstein**	1	1
- **+/- BK crachats**	1	1
- **PCR BK sur les urines**	1	1
• **Sérologies VIH 1-2 avec accord du patient, VHC, VHB**	1+0,5*2	1*3
• Imagerie :		
- **Radiographie thoracique** : primo-infection tuberculeuse ou tuberculose évolutive	1	1
- **Radiographies du rachis** : recherche un mal de Pott	1	1
• **Bilan pré thérapeutique** :	1	2
- **NFS plaquettes**	1	-
- **Bilan hépatique complet : ASAT, ALAT,** gamma GT, PAL, bilirubine	1	1
- **Fonction rénale** : créatininémie, urée	1	1
- **Uricémie**	1	1

- **Ionogramme sanguin**	1	-
- **Examen ophtalmologique bilatéral et comparatif** (FO, acuité visuelle, champ visuel, vision des couleurs)	1	2
	24	

5 Quelles causes de leucocyturie aseptique connaissez-vous ? (12)	Grille classique	Grille ECN
• **Traitement antibiotique avant l'examen**	2	2
• **Bilharziose uro génitale**	2	2
• **Tumeur de la vessie ou des voies excrétrices**	2	2
• **Néphropathie tubulo-interstitielle chronique (NTIC)**	2	2
• **Infection vaginale**	2	2
• **Calculs urinaires**	2	2
	12	

6 Quel traitement mettez-vous en place ? (23)	Grille classique	Grille ECN
• **Traitement ambulatoire, antituberculeux** :	1+1	0,5*2
• Après information du patient :		
- **Quadrithérapie pendant 2 mois** :	1+1	1+1
× **Isionazide**	0,5	0,5
× **Rifampicine**	0,5	0,5
× **Ethambutol**	0,5	0,5
× **Pyrazinamide**	0,5	0,5
- **Puis bithéraoie pendant 4 mois :**	1+1	1+1
× **Isoniazide + Rifampicine**	0,5+0,5	0,5*2
- **Après bilan pré thérapeutique**	1	1
- **À prendre à jeun, en une seule fois le matin**	0,5+0,5	0,5*2
- **Education thérapeutique**	1	1
- **Observance**	1	1
• **Surveillance clinique et para clinique de la tolérance et de l'efficacité du traitement :**	2	2
- 3, 6, 12 mois		
- Clinique : réduction des douleurs, des SFU		
- **ECBU, UIV, examen ophtalomolgique**	0,5*3	1*3
- **Uricémie, transaminases**	0,5*2	1+1
- Observance		
- **Effets secondaires des traitements**	0,5	1
• **Maladie à déclaration obligatoire**	1	1
• **Prise en charge à 100%**	1	1
• **Enquête autour du cas**	1	3
• **Arrêt du tabac**	1PMZ	-
• +/- traitement chirurgical si lésions fixées inaccessibles au traitement seul, le plus conservateur possible		
• **Prise en charge psychologique**	1	-
	23	

7	Au cours de la surveillance du traitement on retrouve des transaminases à 4 fois la normale. Quelle est votre conduite à tenir ? (10)	Grille classique	Grille ECN
	• Arrêt du Pyrazinamide	4	4
	• Surveillance rapprochée des transaminases	2	2
	• Déclaration à la pharmacovigilance	4	4
		10	

8	D'après son mode de vie quelle autre pathologie aurait pu être en cause? Quel examen para clinique simple faites-vous ? (10)	Grille classique	Grille ECN
	• Bilharziose urinaire	5	5
	• Sérologie bilharziose	5	5
		10	

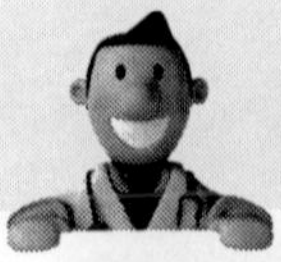

COMMENTAIRES

QUESTIONS	COMMENTAIRES
Général	• La tuberculose (pulmonaire ou surrénale) est déjà tombée plusieurs fois aux ECN mais pas encore dans le cadre d'une prostatite chronique
1	• La guérison définitive n'est obtenue que dans un cas sur deux
2	• La guérison définitive n'est obtenue que dans un cas sur deux
3	• Le PSa est élevé en cas de prostatite. S'il est dosé, il devra être contrôlé après la guérison
4	• Dans un bilan de tuberculose ne pas oublier la sérologie VIH et au bilan préthérapeutique
6	• Penser à la délcaration à la DDASS et l'enquête autour du cas
7	• Penser à la déclaration à la pharmacovigilance lors d'un problème iatrogène
8	• La bilharziose est un facteur de risque de cancer de la vessie

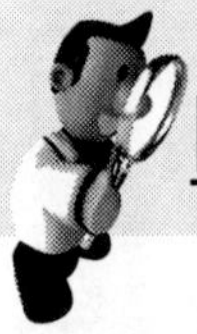

ITEMS ABORDES

TYPE	ITEMS			INTITULES
	PARTIE	MODULE	NUMERO	
Question principale	I	7	93	Infections urinaires de l'enfant et de l'adulte. Leucocyturie
Questions accessoires	I	7	106	Tuberculose

LE + : POUR MIEUX ASSIMILER

FICHE SYNTHESE
(SYNTHESE et POINTS CLES)

La localisation rénale tuberculeuse est secondaire à une **primo-infection passée inaperçue.**
L'atteinte urinaire de la tuberculose se fait par **voie hématogène.**

La surveillance d'une tuberculose repose sur :

- L'efficacité clinique et para clinique (négativation des prélèvements bactériologiques à 2 semaines, 2 et 6 mois)
- La tolérance :
  - Clinique : tolérance digestive, examen neurologique, contrôle ophtalmologique
  - Para clinique : transaminases tous les 15 jours pendant 2 mois :
    - < 3N : surveillance renforcée
    - 3-6N : arrêt du pyrazinamide, surveillance rapprochée, **déclaration à la pharmacovigilance**
    - > 6N : arrêt de pyrazinamide et de l'isoniazide. Réintroduction progressive de l'isoniazide. Surveillance rapprochée, déclaration à la pharmacovigilance
- **L'observance :**
  - Clinique : interrogatoire systématique, **couleur des urines**, +/- prise médicamenteuse contrôlée
  - Para clinique : **uricémie**

FICHE CONSENSUS
(CONFERENCES DE CONSENSUS et RECOMMANDATIONS)

HAS	Indications du Quantiféron dans le diagnostic de tuberculose-infection latente, en remplaement de l'IDR, 2006

- 4 indications retenues :
- Pour **réaliser l'enquête autour du cas**, uniquement chez les adultes (de plus de 15 ans) ;
- Pour les **professionnels de santé** lors de leur **embauche**, et pour ceux **travaillant dans un service à risque,** c'est-à-dire dans les mêmes condittions que celle préconnisées par les recommandations l'IDR ;
- Pour **aider au diagnostic des formes extrapulmonaires** de la tuberculose-maladie souvent difficiles à étiquetter ;
- **Avant la mise en route d'un traitement par abti-TNFα.**

Consensus

Dossier de spécialité N° 17

Une dysfonction érectile

1 Enoncé

Vous revoyez M Z 2 ans plus tard guérit et satisfait de votre prise en charge.
Il vous explique que depuis quelques temps ça ne va plus vraiment avec sa femme. Il a toujours envie mais ça ne vient plus.
Il est traité pour une hypercholestérolémie par statines. Il fait 1m76 et 58kg.

Question 1 :
Rappelez la définition de l'insuffisance érectile. Quelle est sa fréquence ?

Question 2 :
Quelles sont les principales étiologies de l'impuissance ?

Question 3 :
Quel est votre examen clinique ?

Question 4 :
Quels facteurs de risque cardiovasculaires retrouvez-vous chez ce patient ? Quels sont les autres que vous connaissez ?

Question 5 :
Si vous vous orientez vers une origine organique quels examens complémentaires réalisez-vous ?

Question 6 :
Après votre examen clinique vous vous orientez vers une cause psychogène. Sur quels critères ? Faites-vous des examens complémentaires ? Si oui, les quels ?

Question 7 :
Quel traitement mettez-vous en œuvre si une cause psychogène est retenue ?

Question 8 :
Vous êtes satisfaits tous les deux car le patient ne se plaint plus de ces problèmes d'impuissance. Lors de son suivi vous découvrez une augmentation de sa glycémie. Quelles règles hygiéno-diététiques lui conseillez-vous ?

2 Corrigé

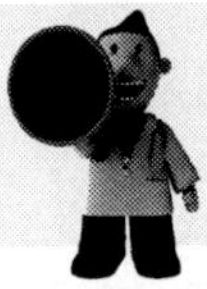

Le + : PREMIERE LECTURE, CONSEILS ET ASTUCES

- **Appréciation globale et difficulté du dossier :**
  - Dossier de difficulté modérée
  - Difficulté : 2/3
  - A classer en 2ème position parmi les 3 dossiers de l'épreuve
- **Zéros et mots clés à inscrire sur le brouillon :**
  - Eliminer une cause organique
  - Prise en charge des facteurs de risque cardiovasculaires, règles hygiéno-diététiques
- **Astuces, réflexes et pièges :**
  - La dysfonction érectile est la plus souvent d'origine multifactorielle, la prise en charge doit donc être globale

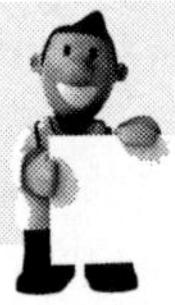

Grille de correction

1	Rappelez la définition de l'insuffisance érectile. Quelle est sa fréquence ? (6)	Grille classique	Grille ECN
	• Insuffisance érectile :		
	- **Incapacité d'obtenir ou de maintenir une érection**	1	1
	- **suffisamment rigide pour permettre la pénétration**	1	1
	- **Et le déroulement sexuel**	1	1
	- **Jusqu'à l'éjaculation de façon satisfaisante.**	1	1
	• Avec l'âge la fréquence de la dysfonction érectile augmente		
	• **Un tiers des hommes de plus de 60 ans présente une dysérection totale ou partielle**	2	2
		6	

2	Quelles sont les principales étiologies de l'impuissance ? (27)	Grille classique	Grille ECN
	• **Multifactorielle** :	2	2
	• **Locales** :	1	2
	- **Traumatisme pénien, rupture de l'albuginée caverneuse**	0,5+0,5	1+1

- **Maladie de La Péyronie**	0,5	1
- **Séquelles de priapisme, phimosis**	0,5	-
- **Dégénérescence fibreuse sénile**	0,5	-
• **Iatrogènes** :	1	2
- **Psychotropes, antihypertenseurs**, traitements hormonaux des maladies prostatiques, radiothérapie ou chirurgie pelvienne	0,5+0,5	-
• **Neurologiques** :	1	2
- Cérébrales : **tumeurs, AVC, SEP, maladie d'Alzheimer ou de Parkinson**	0,5*4	0,5*4
- Médullaires : **tumeurs, traumatisme, compression**, maladie dégénérative de la moelle	0,5*3	0,5*3
- Périphérique :		
× **Traumatique, chirurgie : atteinte du plexus hypogastrique ou du nerf honteux interne**	0,5+0,5+1	1+1
× **Neuropathie périphérique (diabète, amylose, alcool**, carences vitaminiques, médicaments)	1+0,5*3	1+0,5*3
• **Endocriniennes** :	1	2
- **Hypogonadismes** hypo gonadotropes congénitaux ou acquis, centraux ou périphériques	1	1
- Diabète, **acromégalie, hypercorticisme, hyperthyroïdie**	0,5*3	-
- Adénome à prolactine, tumeur du testicule à cellules de Leydig		
• **Psychogènes** :	1	2
- Etats anxio dépressifs, états névrotiques,		
- Affections psychiatriques lourdes, stress		
• **Causes artérielles** :		
- **Athérosclérose**, hypotension artérielle, diabète	1	-
• **Causes veineuses** :	0,5	1
- Iatrogènes ou traumatique (traitement de priapisme ou rupture albuginée des corps caverneux)	1	-
- Fuite veineuse idiopathique		
• **Facteurs de risque : cardiovasculaires, insuffisance rénale chronique, alcool, stupéfiants, carence oestrogénique liée à l'âge**	1+0,5*5	2
	27	

3	Quel est votre examen clinique ? (24)	Grille classique	Grille ECN
	• Interrogatoire :		
	- **Trouble erectile :**	1	-
	× **Mode de début** : brutale ou progressif	0,5	1
	× **Circonstances** : avec une ou n'importe quelle partenaire	0,5	1
	× **Masturbation** : possible ou non	0,5	1
	× **Erections nocturnes et matinales** : présentes ou non	0,5	1
	× **Evolution** : aggravation progressive ou par accès	0,5	1
	× **Libido** : conservée ou émoussée	0,5	1
	- **Contexte** professionnel, conjugal, familial et socioculturel. Rechercher un **évènement déclenchant** : stress, deuil, relation extra-conjugale…	1 1	- -
	- **Consommation de tabac, alcool, drogues**	1	1
	- **Les antécédents** : diabète, HTA, hypercholestérolémie, hyperuricémie, maladie neurologique, artériopatgie périphérique,	1	0,5

	Grille classique	Grille ECN
traumatisme pénien, chirurgie pedlvienne, urologique ou vasculaire, insuffisance rénale		
- **Les traitements en cours**		
- **L'existence d'autres troubles périnéaux** : troubles	1	0,5
vésicosphinctériens (icontinence urinaire, dysurie) ou anorectaux qui évoquent d'emblée une origine neurologique	1	1
• Examen physique :		
- **Examen cardiovasculaire** :	1	2
× **Palpation et auscultation des axes artériels**	1	1
× Prise de la PA		
× **Recherche des facteurs de risque cardiovasculaires**	0,5	-
- **Examen neurologique :**	1	1
× **Sensibilité périnéale**	1	2
× **Réflexes bulbocaverneux, achilléens, crémastérien, bulbo-anal**	1	1
- **Examen des organes génitaux externes** et notamment des testicules (volume consistance, tumeur), de la verge (maladie de La Peyronie), du prépuce et du gland	1	1
- **Examen endocrinologique :**		
× **Etude de la pilosité**	1	1
× **Morphotype**	1	1
× **Signes de dsthyroïdies**	1	1
× **Examen des seins**, gynécomastie, éventuel écoulement	1	1
mammaire	1	1
- **Toucher rectal avec appréciation du tonus anal et de la contracture sphinctérienne, prostate**	1+0,5+0,5	2
	0,5	
	24	

4	Quels facteurs de risque cardiovasculaires retrouvez-vous chez ce patient ? Quels sont les autres que vous connaissez ? (6)	Grille classique	Grille ECN
	• Facteurs de risque cardiovasculaires du patient :		
	- **Non modifiables :**	0,5	-
	× **Sexe : homme**	0,5	0,5
	× **Age > 50 ans**	0,5	0,5
	- **Modifiables :**	0,5	-
	× **Hypercholestérolémie**	0,5	0,5
	× **Obésité de stade 1 avec un IMC = 31,6kg/m2**	0,5	0,5
	• Autres facteurs de risque :		
	- **Diabète**	0,5	1
	- **Hypertension arterielle**	0,5	1
	- **Tabagisme actif ou sevré depuis moins de trios ans**	0,5	1
	- **HDL< 0,4g/L**	0,5	-
	- **Antécédents familiaux d'infarctus du myocarde ou de mort subite chez le père ou un frère avant 55 ans, chez la mère ou une sœur avant 65 ans**	0,5	0,5
	- **AVC précoce avant 45 ans**	0,5	0,5
		6	

5	Si vous vous orientez vers une origine organique quels examens complémentaires réalisez-vous ? (8)	Grille classique	Grille ECN
	• Biologiques :		
	- **Glycémie à jeun**	1	2
	- **Exploration d'une anomalie lipidique**	1	2
	- **Créatininémie**	1	1
	- **PSA** (pré thérapeutique, après 50 ans dans l'éventualité d'un substitut androgénique)	1	1
	- **Bilan endocrinien (si anomalie évocatrice à l'examen clinique ou trouble de la libido) :**	1	1
	× **Testosterone totale +/- biodisponible**	1	0,5
	× **FSH/LH**	1	0,5
	× **Prolactine**	1	0,5
	× **TSH**	1	0,5
	• Imagerie :		
	- **Echodoppler pulsé des vaisseaux pelviens**	1	1
		10	

6	Après votre examen clinique vous vous orientez vers une cause psychogène. Sur quels critères ? Faites-vous des examens complémentaires ? Si oui, les quels ? (6)	Grille classique	Grille ECN
	• Critères :		
	- **Début brutal**	0,5	1
	- **Facteur déclenchant connu**	0,5	1
	- **Circonstances : selon la partenaire**	0,5	0,5
	- **Presence d'érections nocturnes et matinales**	0,5	0,5
	- **Ejaculation impossible**	0,5	0,5
	- **Libido diminuée**	0,5	0,5
	- **Personnalité anxieuse, troubles de l'humeur**	0,5	
	- **Examen clinique normal**	0,5	0,5
	• **Non pas d'examen complémentaire devant une impuissance d'origine psychogène**	2	1,5
		6	

7	Quel traitement mettez-vous en œuvre si une cause psychogène est retenue ? (11)	Grille classique	Grille ECN
	• **Traitement ambulatoire**	1	-
	• Traitement médicamenteux		
	- **Arrêt ou remplacement des traitements du patient**		
	- **Traitement étiologique si possible**	1	1
	- **+/- Anxiolytiques et antidépresseurs**	1	1
	- **Per os :**	1	1
	× **Yohimbine**	1	-
	× **Apomorphine**	0,5	0,5

× **Inhibiteurs de la phosphodiestérase de type 5 : Sildénafil**	**0,5**	**0,5**
- Si échec :	**1**	**1**
× **Injection intracaverneuse d'alloprostatil (prostaglandines)**		
× **Prostaglandines intra-urétrales**	**0,5**	**1**
× Erecteurs à dépression	**0,5**	**1**
- **Traitements chirurgicaux possible :**		
× **Revascularisation : ligature veineuse et artériolisation**	**1**	**-**
× **Prothèses péniennes**	**0,5**	**1**
• **Psychothérapie de soutien et thérapie sexuelle (avec partenaire)**	**0,5**	**1**
	1	**2**
	11	

8	Quelles règles hygiéno-diététiques lui conseillez-vous ? (11)	Grille classique	Grille ECN
	• **Alimentation hypocalorique**	**1**	**1**
	• Régime de type méditerranéen, **équilibré :**	**0,5**	**-**
	- **50-55% de glucides: pas de glucides à index glycémique élevé**, pas de boissons sucrées	**0,5+0,5**	**1+1**
	- **30-35% de lipides** : 10% de polyinsaturés, 10% de monoinsaturés,	**0,5**	**1**
	10% de saturés, **oméga 3**	**0,5**	**1**
	- **10-15% de protéines** : < 50% de protéines animales	**0,5**	**1**
	• Perte de poids, aide d'une diététicienne		
	• **Exercice physique** : 45min 3 fois par semaine	**1**	**1**
	• **Réduction de la prise d'alcool**	**1**	**0,5**
	• **Arrêt du tabac**	**1**	**1**
	• **Nacl < 6g/j**	**1**	**1**
	• **Augmentation de la consommation de fibres**	**1**	**0,5**
	• **Consommation de 5 fruits et légumes par jour**	**1**	**0,5**
	• **< 300 mg/j de cholestérol**	**1**	**0,5**
		11	

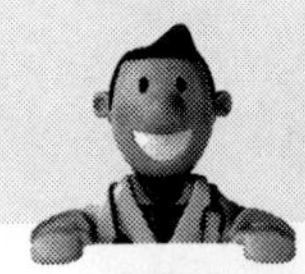

COMMENTAIRES

QUESTIONS	COMMENTAIRES
Général	• Un dossier comme celui-ci contenant plusieurs questions sur les facteurs de risque cardiovasculaires et leur prise en charge est très probable de tomber
1	• Avant 50 ans, la cause est souvent psychogène, après 60-70 ans, l'origine est plutôt organique
2	• La dysfonction érectile est le plus souvent multifactorielle, l'érection étant un processus complexe.
3	• Le diagnostic d'impuissance repose essentiellement sur l'interrogatoire. • Nécessisé d'une relation médecin-malade de qualité, d'un climat de confiance
4	• Facteurs de risqu cardiovasculaires = non modifiables + modifiables
5	• Les examens complémentaires ne sont pas systématiques

	• Après le diagnostic de dysfonction érectile posé, un bilan cardiovasculaire doit être réalisé, notamment une épreuve d'effort
6	• Les causes psychogènes sont les plus fréquentes mais difficiles à évaluer • Elles ne demandent pas de bilan complémentaire
7	• Traitement de l'impuissance = psychothérapie/traitement médical/traitement chirurgical
8	• Ressortir le tiroir sans réfléchir

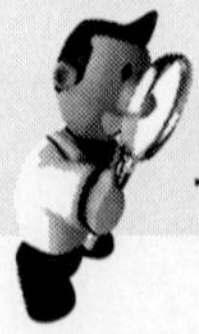

ITEMS ABORDES

TYPE	ITEMS			INTITULES
	PARTIE	MODULE	NUMERO	
Question principale	III	-	338	Troubles de l'érection
Questions accessoires	I	9	129	Facteurs de risque cardiovasculaires et prévention

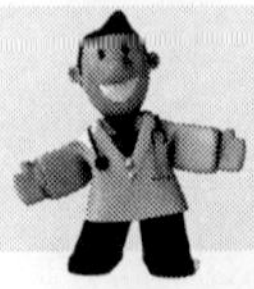

LE + : POUR MIEUX ASSIMILER

FICHE SYNTHESE (SYNTHESE et POINTS CLES)
• L'insuffisance erectile semble être un **marqueur précurseur de pathologies cardio-vasculaires** (infarctus du myocarde, accident vasculaire cérébral). • D'ailleurs en cas de terrain cardio-vasculaire **une épreuve d'effort** doit être réalisée. 70 % des insuffisances érectiles précèdent dans les deux ans l'angine de poitrine ou un accident cardio-vasculaire aigu. • **La prise en charge des facteurs de risque cardio-vasculaires** est donc indispensable dans le traitement de l'impuissance.

FICHE CONSENSUS (CONFERENCES DE CONSENSUS et RECOMMANDATIONS)	
HAS	**Prise en charge des dysfonctions érectiles : Conférences de consensus de l'Association européenne d'urologie, 2005**
• **Les inhibiteurs spécifiques des phosphodiestérases de type 5 sont le traitement oral de référence en première intention de la dysfonction érectile, et ce quelle que soit son origine (organique ou psychogène).**	

Consensus

Dossier de spécialité N° 18

Complications dans les suites d'un cancer du rein

1 Enoncé

Vous suivez M D âgé de 52 ans dans le cadre de la surveillance d'un cancer du rein droit opéré il y a 2 ans par néphrectomie élargie.
Ce cancer a été diagnostiqué de façon fortuite par découverte d'une varicocèle droite asymptomatique.

Question 1 :
Rappelez la définition de la varicocèle.
Décrivez ce que vous avez trouvé à l'examen clinique.

Question 2 :
Quels sont les diagnostiques différentiels d'une varicocèle ?

Question 3 :
Quel bilan faites-vous devant une varicocèle et comment la traitez-vous ?

Question 4 :
Quels sont les autres circonstances diagnostiques d'un cancer du rein ?

Question 5 :
Quelle est la forme anatomopathologique la plus fréquente du cancer du rein ?

Question 6 :
Détaillez la surveillance de ce cancer.

Question 7 :
Dans le cadre de cette surveillance vous retrouvez l'image A.
Décrivez-là. Quel est votre hypothèse diagnostique principale ?

Question 8 :
Vous recevez également l'image B, décrivez-la.
Quel est votre diagnostic ?

Question 9 :
Le patient vous entend parler de soins palliatifs et vous demande plus d'informations.
Quel lui répondez-vous ?

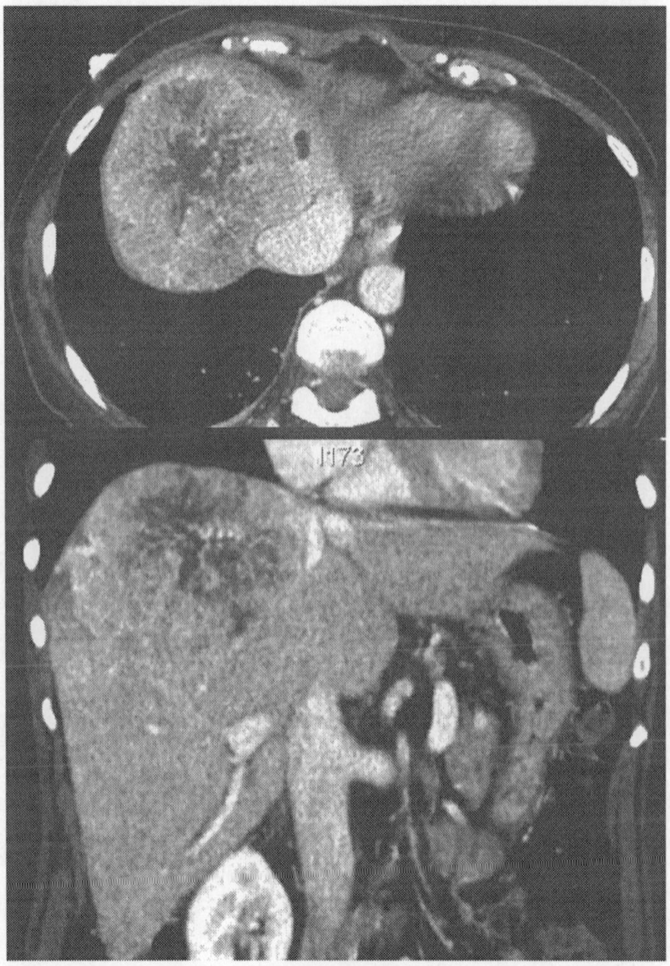

Image A

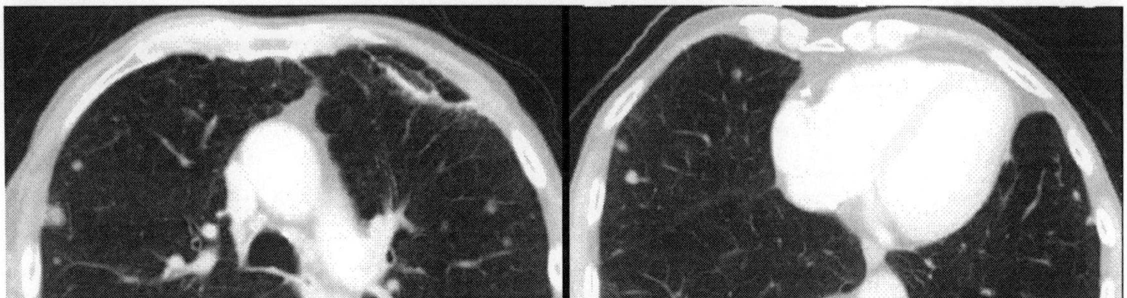

Image B

2 Corrigé

LE + : PREMIERE LECTURE, CONSEILS ET ASTUCES

- **Appréciation globale et difficulté du dossier :**
  - Dossier difficile transversal avec beaucoup d'imagerie
  - Difficulté : 3/3
  - A classer en 3ème position parmi les 3 dossiers de l'épreuve
- **Zéros et mots clés à inscrire sur le brouillon :**
  - Cancérologie = RCP
  - Devant les multiples métastases : soins palliatifs
- **Astuces, réflexes et pièges :**
  - La surveillance des cancers est à bien connaître avec la clinique, la para clinique et le rythme qui peut différer d'un cancer à l'autre
  - Le cancer du rein est le seul qui nécessite une surveillance par scanner thoraco-abdomino-pelvien

GRILLE DE CORRECTION

1	**Rappelez la définition de la varicocèle. Décrivez ce que vous avez trouvé à l'examen clinique. (10)**	**Grille classique**	**Grille ECN**
	• Varicocèle : **dilatation orthostatique des veines du plexus**	**2**	**3**
	pampiniforme annexé à la paroi scrotale **secondaire à un reflux veineux**	**1**	**2**
	par insuffisance vasculaire.	**1**	
	• A l'examen clinique :		
	- **Tuméfaction variqueuse du cordon**	**1**	**1**
	- De **volume variable**	**0,5**	**-**
	- **Apparaissant en position debout et disparaissant en décubitus**	**0,5**	**1**
	- **Indolore**	**0,5**	**1**
	- **Molle, irrégulière**	**0,5+0,5**	**-**
	- Siégeant à la partie supérieure du scrotum		
	- **Impulsive à la toux et à l'épreuve de Vasalva**	**0,5**	**1**
	- **Non translucide (trans illumination négative)**	**0,5**	**-**
	- **Le testicule homolatéral est souvent mou et petit**	**0,5**	**-**
	- **Habituellement asymptomatique**	**1**	**1**
	- Parfois douleur scrotale voire douleurs inguino-scrotales gênant notamment lors d'activités sportives		
		10	

2	Quels sont les diagnostiques différentiels d'une varicocèle ? (10)	Grille classique	Grille ECN
	• **Hydrocèle de la vaginale**	2	2
	• **Kyste du cordon ou kyste de l'épididyme** (trans illuminable)	2	2
	• **Hernie inguino-scrotale**	2	2
	• **Lipome du cordon**	2	2
	• **Tumeur testiculaire**	2	2
		10	

3	Quel bilan faites-vous devant une varicocèle et comment la traitez-vous ? (9)	Grille classique	Grille ECN
	• **Diagnostic le plus souvent clinique :**	2	2
	- **Echographie testiculaire si doute diagnostique**	1	0,5
	- **Imagerie abdominale en cas de varicocèle droite ou gauche d'apparition récente**	1	0,5
	- **Spermogramme et spermocytogramme an cas d'anomalie testiculaire associée**	1	-
	• On la traite si **infertilité**, varicocèle **symptomatique** (volumineux et gênant) ou **chez l'adolescent**	1+1 1	2+2 1
	- Différentes techniques possibles :		
	- **Embolisation sous contrôle radioscopique par voie percutanée**	0,5	0,5
	- **Chirurgie conventionnelle ou coelioscopique**	0,5	0,5
		9	

4	Quels sont les autres circonstances diagnostiques d'un cancer du rein ? (11)	Grille classique	Grille ECN
	• **Découverte fortuite par échographie**	1	2
	• Signes urologiques : **triade hématurie-douleur lombaire-contact lombaire**	1	2
	• **Signes généraux** : asthénie, anorexie, amaigrissement, fièvre	1	2
	• **Syndromes paranéoplasiques :**	1	2
	- **Fièvre au long cours**	0,5	0,5
	- **Syndrome inflammatoire biologique inexpliqué**	0,5	0,5
	- **Anémie (multifactorielle)**	0,5	0,5
	- **Polyglobulie**	0,5	0,5
	- **HTA**	0,5	-
	- **Hypercalcémie**	0,5	-
	- **Perturbation du bilan biologique hépatique (Syndrome de Stauffer)**	0,5	-
	- **Phlébite, ...**	0,5	-
	• Autres :		
	- **Métastases** pulmonaires, osseuses, hépatiques, ganglionnaires	1	1
	- **Bilan d'une maladie de Von Hippel Lindau ou maladie héréditaire**	1	1

favorisant - **Suivi d'un greffé rénal** - Hématome rétropéritonéal - Rupture de kystes	1	1
	11	

5 Quelle est la forme anatomopathologique la plus fréquente du cancer du rein ? (8)	Grille classique	Grille ECN
• **Carcinoma à cellules rénales** (tumeur de Grawitz, 80% des cas) de type carcinome à cellulues claires	8	8
	8	

6 Détaillez la surveillance de ce cancer. (10)	Grille classique	Grille ECN
• Surveillance clinique et para clinique de la tolérance et l'efficacité traitement		
• **A vie**	1	2
• **Rythme : à 3, 6, 12 mois puis une fois par an**	1	2
• **Clinique :**	1	2
- **Examen des fosses lombaires**	1	1
- **Etat général**	1	-
- **Aires ganglionnaires**	1	-
• **Para clinique :**	1	2
- **Scanner thoraco-abdomino-pelvien**	1	1
- **NFS**	1	-
- **Créatininémie**	1	-
	10	

7 Dans le cadre de cette surveillance vous retrouvez l'image A. Décrivez-là. Quel est votre hypothèse diagnostique principale ? (14)	Grille classique	Grille ECN
• **Scanner abdominal centré sur le foie :**	2	2
- **Coupe transversale et coupe frontale**	1	-
- **Injecté au temps tardif**	1	-
- **Volumineuse lésion mal limitée, irrégulière**	1+1	1+1
- **Unique**	1	2
- **Située à la limite foie droit-foie gauche**	1	1
- **Réhaussée en périphérie.**	1	2
- **Nécrose centrale**	1	2
• **Volumineuse métastase hépatique d'un cancer rénal droit opéré il y a 2 ans**	4	3
	14	

8	**Vous recevez également l'image B, décrivez-la.** **Quel est votre diagnostic ? (11)**	**Grille classique**	**Grille ECN**
	• **Scanner thoracique** en **coupes transversales :**	**2+0,5**	**3**
	- **Fenêtre parenchymateuse**	**1**	**1**
	- **Opacités rondes multiples bilatérales**	**1+1+1**	**1*3**
	- **Centimétriques**	**0,5**	**1**
	• **Métastases pulmonaires compliquant en cancer rénal droit opéré il y a deux ans**	**4**	**3**
		11	

9	**Le patient vous entend parler de soins palliatifs et vous demande plus d'informations.** **Quel lui répondez-vous ? (27)**	**Grille classique**	**Grille ECN**
	• **Information claire loyale et appropriée**	**2**	**1**
	• Prise en charge globale **active** et **pluridisciplinaire :**	**1+1**	**2+2**
	- **Des personnes ayant une maladie grave, évolutive ou terminale**	**1**	**-**
	- **De leurs proches**	**2**	**1**
	• Ayant l'objectif de préserver **la meilleure qualité de vie possible** jusqu'au décès inéluctable :	**1**	**2**
	- En **soulageant les symptômes** dont la douleur physique ou psychologique et la souffrance sociale et spirituelle	**2**	**1**
	- **Sans investigation ni traitement déraisonnable**	**2**	**2**
	- **Sans provoquer intentionnellement la mort**	**2**	**2**
	• **A domicile ou en institution**, en service spécialisé ou non	**1**	**2**
	• Principes de prise en charge :		
	- **Faire le tri des médicaments** et supprimer ceux qui ne sont pas nécessaires	**1**	**1**
	- **Intensifier la prise en charge des symtpômes d'inconfort** : douleur, dyspnée, nausées	**1**	**1**
	- **Ne pas entreprendre d'examens inutiles**	**1**	**1**
	- **Donner une alimentation et une hydratation adaptée** en privilégiant la voie orale	**1**	**1**
	- **Ecouter le malade**	**1**	**1**
	- **Veiller au maintient d'un bon état de la bouche et de la peau**	**1**	**1**
	- **Instaurer un bon contact avec la famille**	**1**	**1**
	- **Encourager la famille autant qu'elle le désire auprès de son parent**	**1**	**1**
	- **Soulager en urgence**	**1**	**1**
	- **Traitement de la cause si possible**	**1**	**1**
	- **Maintenir la validité aussi longtemps que possible** : éviter les sondes et les perfusions	**1**	**1**
	- **Préservez les facultés intellectuelles et la conscience tant que possible**	**1**	**1**
		27	

COMMENTAIRES

QUESTIONS	COMMENTAIRES
Général	• Les soins palliatifs sont à maîtriser car sont rencontrés tous les jours dans tous les services
1	• La découverte d'un cancer du rein sur une varicocèle est rare mais classique, il signe un envahissement veineux : • Varicocèle gauche : envahissement de la veine rénale gauche • Varicocèle droite (rare) seulement en cas d'envahissement de la veine cave inférieure
2	• Toujours éliminer un cancer du testicule devant un nodule testiculaire
3	• Le diagnostic de varicocèle est le plus ouvent clinique
4	• La découverte fortuite par échographie est la circonstance dé découverte la plus fréquente
5	• Les autres formes anatomopathologiques : tumeur tubulo-papillaire, carcinome à cellules chromophobes, oncocytome, carcinome de Bellini, carcinome sarcomatoïde
6	• Surveillance = rythme+clinique+paraclinique
7	• Description d'une masse pulmonaire = siège, nombre, forme, taille, contours, tonalité et structure, évolutivité, signes associés
8	• Description d'un examen d'imagerie = intitulé de l'examen+descrioption+conclusion
9	• Les soins palliatifs sont régis pas la loi Leonetti, loi du 22 avril 2005

ITEMS ABORDES

TYPE	ITEMS			INTITULES
	PARTIE	MODULE	NUMERO	
Question principale	I	10	158	Tumeurs du rein
Questions accessoires	I	6	69	Soins palliatifs pluridisciplinaires chez un malade en fin de vie
	II	-	272	Pathologie génito-scrotale chez le garçon et chez l'adulte

LE + : POUR MIEUX ASSIMILER

FICHE SYNTHESE
(SYNTHESE et POINTS CLES)

- La majorité des tumeurs du rein sont pris en charge sans preuve histologique, car 95 % des tumeurs solides du rein sont des cancers
- **Les indications de la biopsie** sont :
  - Les **tumeurs solides de moins de 4 cm** (20 à 30 % des petites lesions rénales sont bénignes)
  - La **forte suspicion de métastase** rénale d'une autre tumeur primitive
  - La suspicion d'une **localisation rénale d'un lymphome**
- Les **contre-indications de la biopsie** sont :
  - **Tumeur urothéliale** (risque d'ensemencement sur le trajet de ponction)
  - **Troubles de la coagulation**
  - **Infection urinaire non traitée**
  - **Tumeur kystique**
- Echec dans 10 % des cas

- Un des diagnostics différentiels du cancer du rein = **le kyste du rein**
  - Il n'entraîne **pas de symptomatologie urinaire** en particulier pas d'hématurie ni d'altération de l'état général
  - A l'UIV il existe un **syndrome tumoral mais sans signe de malignité**
  - Le scanner et l'échographie montrent une **tumeur liquidienne (anéchogène) parfaitement homogène à parois fines sans cloison, ni calcification et non modifiée après injection intraveineuse de produit de contraste**

FICHE CONSENSUS
(CONFERENCES DE CONSENSUS et RECOMMANDATIONS)

HAS	L'accompagnement des personnes en fin de vie et de leurs proches (janvier 2004)

- Il importe de **réintroduire la phase terminale de la vie dans tout projet de soin.** Les efforts déjà engagés ne doivent pas être interrompus.
- **L'accompagnement des personnes en fin de vie et de leurs proches**, relève des missions de tout professionnel de santé. Il convient donc de mettre à leur disposition les savoirs et les compétences dans le cadre **de formations initiales et continues** conçues dans un cadre **multidisciplinaire.**
- L'acquisition de **bonnes pratiques professionnelles** contribue aux bonnes conduites et donc à la pertinence et à la rigueur du soin, **y compris dans sa dimension éthique.**

Dossier de spécialité N° 19

Une infection qui évolue mal

1 Enoncé

Mme J 29 ans consulte aux urgences pour douleurs lombaires gauches fébriles évoluant depuis 24h.

Question 1 :
Quel est votre examen clinique ?

On retrouve une douleur lombaire gauche spontanée augmentée à l'ébranlement de la fosse lombaire.
La température est à 38,9°C
La patiente nous décrit des brûlures mictionnelles depuis 2 jours.
La BU réalisée montre la présence de nitrites et de leucocytes avec des urines louches.
Les touchers pelviens et l'examen gynécologique sont normaux.
Elle n'a pas de retard de règles. Elle est G1P1.

Question 2 :
Quel est votre diagnostic clinique complet sans justifier ?

Question 3 :
Quels sont les principaux diagnostics différentiels ?

Question 4 :
Quels examens complémentaires réalisez-vous ?

Question 5 :
Quel est votre traitement ?

48h après le début du traitement, il n'y a pas d'amélioration de l'état clinique de la patient et vous retrouvez en l'examinant un empâtement lombaire gauche.

Question 6 :
Que suspectez-vous et quel examen complémentaire demandez-vous ?

Question 7 :
Vous recevez le résultat de l'examen suivant. Décrivez-le. Quel est votre diagnostic ?

Question 8 :
Quelle est votre prise en charge ?

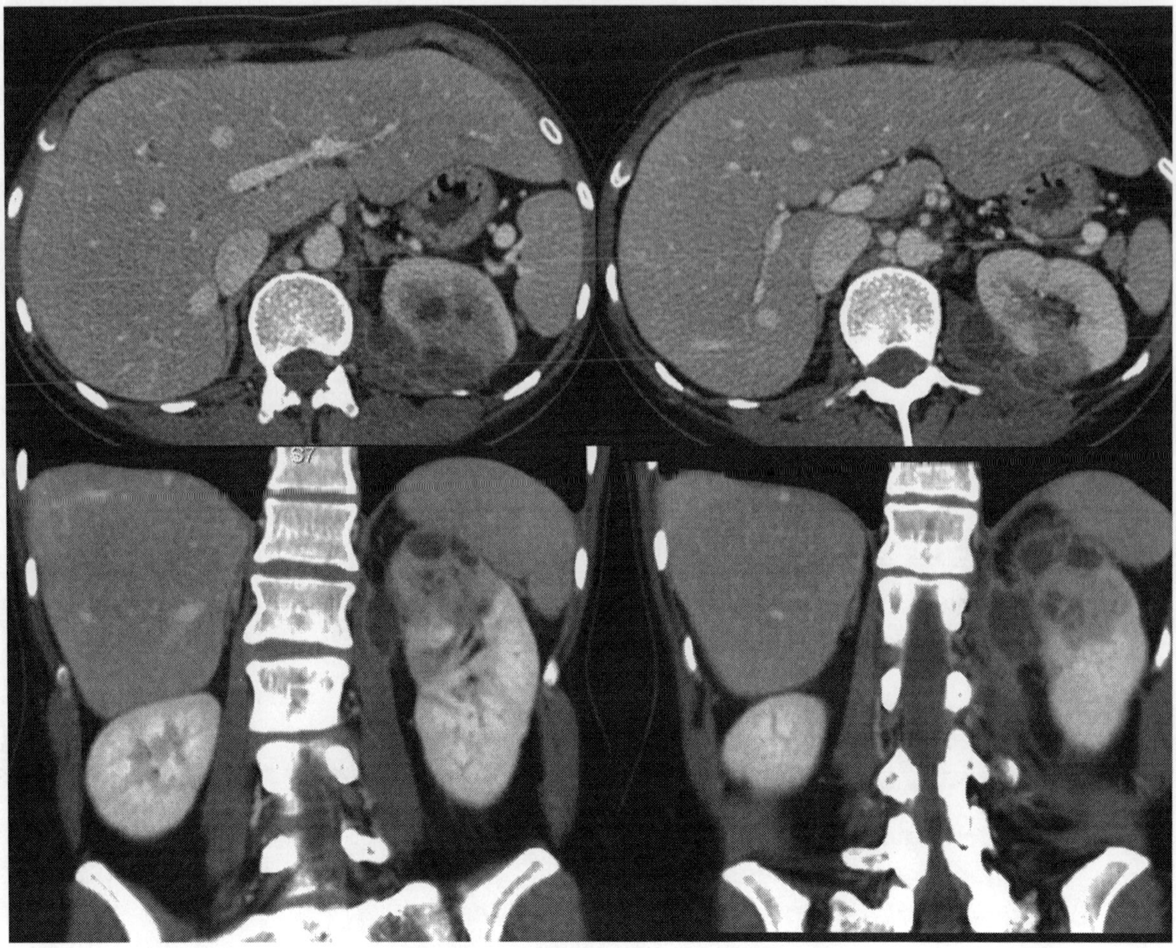

2 Corrigé

Le + : PREMIERE LECTURE, CONSEILS ET ASTUCES

- **Appréciation globale et difficulté du dossier :**
  - Dossier de difficulté modérée
  - Difficulté : 2/3
  - A classer en 2ème position parmi les 3 dossiers de l'épreuve
- **Zéros et mots clés à inscrire sur le brouillon :**
  - Femme jeune = βhCG
  - Envoi en anatomopathologie et en bactériologie après drainage
- **Astuces, réflexes et pièges :**
  - Dans le traitement de la pyélonéphrite les aminosides ne sont pas systématiques, uniquement s'il y a des signes de sepsis franc
  - Eliminer les étiologies gynécologiques devant des douleurs abdominales chez la femme : bilan gynécologique clinique et para clinique

Grille de correction

1	Quel est votre examen clinique ? (19)	Grille classique	Grille ECN
•	Interrogatoire :		
	- **Antécédent gynéco-obstétricaux,** médico-chirurgicaux	1	1
	- **Traitements en cours, allergies**	1+0,5	1
	- **Date des dernières règles, contraception efficace**	1+1	1+1
	- **Description de la douleur** : début brutal ou progressif, évolution, intensité, localisation et irradiation…	1	1
	- Signes associés : **température, frissons, signes fonctionnels**	1+0,5+1	1*3
	urinaires (brûlures mictionnelles, pollakiurie), **métrorragies,**	1	1
	leucorrhées, troubles du transit, **nausées/vomissements**	1+1	1+1
•	Examen physique :		
	- **Constantes : T°, FC, FR, PA, conscience**	1	1
	- Signes de déshydratation		
	- **Palpation abdominale, recherche d'un globe vésical**	1+1	1+1
	- **Fosses lombaires** : empâtement, douleur, contact lombaire	1	1
	- **Examen gynécologique complet** : examen abdominal, spéculum, TV	2	2

	Grille classique	Grille ECN
- **BU** - Examen général systématique	2	2
	19	

2 Quel est votre diagnostic clinique complet sans justifier ? (8)	Grille classique	Grille ECN
• **Pyélonéphrite aiguë droite**	2	2
• **Non compliquée**	2	2
• **Sans signe de gravité**	2	2
• **Chez une femme de 29 ans sans antécédents particuliers.**	2	2
	8	

3 Quels sont les principaux diagnostics différentiels ? (7)	Grille classique	Grille ECN
• **Pancréatite aiguë**	1	1
• Pleurésie, **pneumopathie droite**	1	0,5
• Pathologies digestives :		
- **Appendicite aiguë**	1	1
- **Cholécystite**	0,5	-
- **Diverticulite**	0,5	-
• Pathologies gynécologiques :		
- **Salpingitc**	1	1,5
- **Grossesse extra utérine**	1	1,5
- **Torsion d'annexe**	1	1,5
	7	

4 Quels examens complémentaires réalisez-vous ? (9)	Grille classique	Grille ECN
• Biologiques :		
- **ECBU avec antibiogramme**	1+1	1+1
- **βHCG** au moindre doute	1PMZ	1
- **NFS, CRP** : syndrome inflammatoire biologique	0,5+0,5	0,5+0,5
- **Ionogramme sanguin, urée/créatininémie :** retentissement rénal	0,5+0,5	0,5+0,5
- **Hémocultures** : 3 trains systématiques si T>38,5°C puis aux pics de fièvre et aux frissons	1	2
• Imagerie :		
- **ASP F+P**	1	-
- **Echographie rénal bilatérale et comparative** à la recherche d'une éventuelle hydronéphrose ou d'un abcès	2	2
	9	

5 Quel est votre traitement ? (18)	Grille classique	Grille ECN
• **Urgence thérapeutique :**	1	1
• **Hospitalisation si signes de gravité**	1	1
• Mise en conditions :		
- **Repos au lit**	0,5	-
- **Voie veineuse périphérique**	0,5	-
- Hydratation, rééquilibration hydroélectrolytique		
• Traitement médical étiologique :		
- **Biantibiothérapie**	1	2
- **Bactéricide**	0,5	1
- **Synergique**	0,5	1
- **Probabiliste puis secondairement adaptée à l'antibiogramme**	0,5+0,5	1+1
- **Active sur les BGN, à bonne diffusion urinaire**	0,5+0,5	1+1
- **C3G +/- aminosides (si signes de gravité)**	1+1	1+1
- **Relais per os après 48h d'apyrexie**	1	1
• Traitement symptomatique :		
- **Antalgiques : Paracétamol : Perfalgan IV**	1	1
- **Antispasmodiques IV**	1	1
- +/- Vessie de glace		
• Mesures associées :		
- **Arrêt de travail**	1	1
• **Surveillance clinique et para clinique de la tolérance et l'efficacité du traitement :**	1	2
- Clinique : **douleurs, température, constante, fosse lombaire**	0,5*4	-
- Para clinique : **ECBU, NFS-CRP, fonction rénale, ionogramme sanguin**	0,5*4	-
	18	

6 Que suspectez-vous et quel examen complémentaire demandez-vous ? (11)	Grille classique	Grille ECN
• On suspecte un **abcès rénal gauche** compliquant une pyélonéphrite aiguë gauche traitée depuis 48h par une antibiothérapie adaptée chez une femme de 29 ans devant :	2	3
- **Terrain** : femme jeune, **pyélonéphrite aiguë simple évoluant depuis 3 jours**	1+1	1
- **Anamnèse : absence d'amélioration clinique après 48h d'une antibiothérapie bien conduite**	1+1	1+1
- Argument de fréquence		
- **Clinique : empâtement de la fosse lombaire gauche**	1+1	1+1
• Il faut réaliser **en urgence un uroscanner**	1+1	1+2
- **Avec injection de produit de contraste**	1	-
	11	

7	**Vous recevez le résultat de l'examen suivant. Décrivez-le. Quel est votre diagnostic ? (18)**	Grille classique	Grille ECN
	• **Uroscanner injecté au temps portal :**	1+1	2
	- **Coupes transversales et frontales**	1	0,5
	- **Lésions hypodenses intraparenchymateuses**	1+1	1+1
	- Au niveau du **pôle supérieur et postérieur du rein gauche**	1	1
	- **Contenu hétérogène :** image de **néphrite nécrosée**	1*3	1*3
	- **Réhaussement de la partie périphérique de l'abcès**	1	1,5
	- **Infiltration des espaces péri rénaux avec contact avec le muscle psoas gauche**	1+1	1+1
	- **Gaz au sein de l'abcès**	1	1
	• **Abcès renal compliquant une pyélonéphrite aiguë gauche traitée depuis 48h par une antibiothérapie adaptée chez une femme de 29 ans**	5	5
		18	

8	Quelle est votre prise en charge ? (10)	Grille classique	Grille ECN
	• Traitement médical :	1	-
	- **Poursuite de l'antibiothérapie adaptée aux germes et à l'antibiogramme**	2	3
	- **Ajout d'un aminoside si pas instauré auparavant**	1	1
	- **Antibiothérapie prolongée sur plusieurs mois**	1	1
	• + Drainage :	2	2
	- **Par voie percutanée sous contrôle radiologique échographique ou scannographique**	1	1
	- **Ou par voie chirurgicale par lombotomie**	1	1
	- **Avec envoi en anatomopathologie et en bactériologie**	1	1
		10	

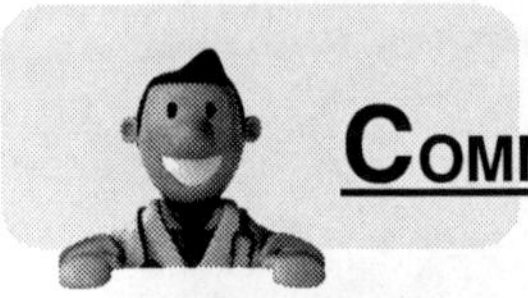

COMMENTAIRES

QUESTIONS	COMMENTAIRES
Général	• La pyélonéphrite est un sujet qui est déjà tombé plusieurs fois, donc à maitriser.
1	• Examen clinique = interrogatoire+examen physique
2	• Diagnostic complet = localisation, aigu ou chronique, sévérité, côté, terrain
3	• Chez la femme jeune, doser les βhCG au moindre doute
4	• Chez la femme ne pas oublier les diagnostics différentiels d'origine gynécologique
5	• Le traitement repose sur l'antibiothérapie sans oublier le traitement antalgique indispensable
6	• L'injection se fera sous hydratation optimale, hors insuffisance rénale, sous surveillance de la fonction rénale
7	• Au terme du traitement de la phase aiguê, la cause de la pyélonéphrite (calcul,

	reflux vésico-rénal) devra être traitée
8	• Ne pas oublier l'envoi en anatomopathologie dès qu'il y a intervention chirurgicale • Dans ce cas l'envoi en bactériologie est également nécesaire

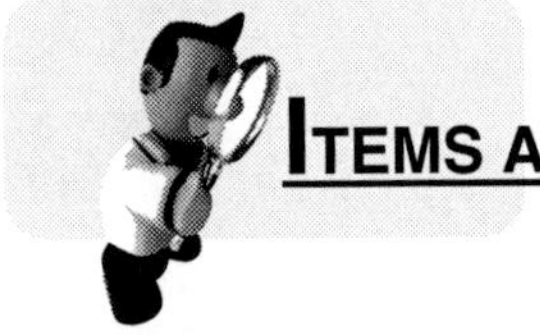

ITEMS ABORDES

TYPE	ITEMS			INTITULES
	PARTIE	MODULE	NUMERO	
Question principale	I	7	93	**Infections urinaires de l'enfant et de l'adulte. Leucocyturie**

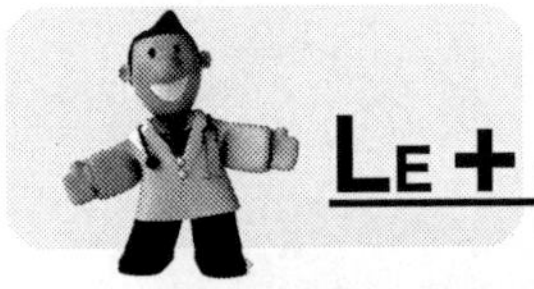

LE + : POUR MIEUX ASSIMILER

FICHE SYNTHESE
(SYNTHESE et POINTS CLES)

On distingue les **pyélonéphrites primitives** sans anomalie de l'appareil urinaire et les **pyélonéphrites secondaires** à un obstacle des voies excrétrices ou à un geste urologique (endoscopie, intervention chirurgicale…)

- La **péylonéphrite primitive** :
  - Très fréquente et touché principalement la **femme jeune** (18 et 25 ans) ou la **femme après la menopause**
  - **Chez l'homme**, le tableau de pyélonéphrite primitive est rare et correspond en fait, presque toujours, **à une prostatite**
  - **Chez la fillette et la femme de plus de 60 ans**, le **caractère primitif** de la pyélonéphrite doit toujours être **remis en question**
  - La **contamination** de l'épithélium urinaire pyélocaliciel se fait essentiellement **par voie ascendante**

- Evolution de l'abcès renal :
  - **Sous traitement adapté**, l'évolution est favorable, mais **des récidives sont possibles**
  - **En l'absence de traitement, une évolution subaiguë ou chronique est fréquente** : apyrexie ou fébricule, asthénie, amaigrissement, discrétion des signes locaux et des signes biologiques. Dans ce cas le daignostic différentiel peut être difficile avec une tumeur solide du rein (en cas de doute ponction percutanée sous contrôle échographique on scanographique, voire exploration chirurgicale)
  - **Complications : fistulisation dans l'espace périnéphrétique ou dans la voie excrétrice, bactériémie, septicémie**

Dossier de spécialité N° 20

Lombalgies récidivantes chez un homme jeune

1 Enoncé

Vous voyez en consultation un jeune homme de 22 ans pour prise en charge de lombalgies évoluant par poussées d'intensité variable depuis environ 2 mois toujours du même côté à droite. Il a remarqué que ces douleurs sont plus fréquentes quand il a beaucoup bu.
Il a déjà eu plusieurs épisodes de colique néphrétique et une pyélonéphrite aiguë droite d'évolution favorable.
Il rapporte la notion d'un ECBU positif mais non traité car asymptomatique et cela à plusieurs reprises.
Il n'a pas d'autres antécédents personnels ou familiaux.
Il ne prend pas de médicaments.
Il ne fume pas et ne boit pas d'alcool.
L'examen clinique retrouve uniquement un contact lombaire droit.

Question 1 :
Quel diagnostic suspectez-vous ? Justifiez.

Question 2 :
Rappelez les différentes étiologies possibles.

Question 3 :
Décrivez la physiopathologie de cette anomalie.

Question 4 :
Quel bilan complémentaire faites-vous ?

Question 5 :
Quelle est l'évolution de cette pathologie en l'absence de traitement ?

Question 6 :
Quel traitement proposez-vous ?

Question 7 :
Quels sont les diagnostics différentiels de cette pathologie ?

2 Corrigé

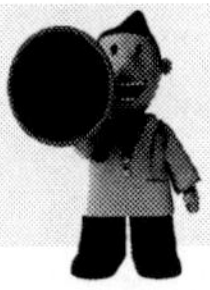

Le + : PREMIERE LECTURE, CONSEILS ET ASTUCES

- **Appréciation globale et difficulté du dossier :**
  - Dossier de difficulté moyenne mais sujet peu souvent évoqué en dossier
  - Difficulté : 2/3
  - A classer en 3ème position parmi les 3 dossiers de l'épreuve
- **Zéros et mots clés à inscrire sur le brouillon :**
  - Homme jeune + douleurs lombaires = spondylarthropathie ?
  - douleurs lombaires récidivantes = malformations des voies urinaires à rechercher
- **Astuces, réflexes et pièges :**
  - Penser aux arrêts de travail
  - Penser à écrire ce que vous rechercher dans vos examens complémenataires même quand cela n'est pas demandé, mais dans ce cas sans perdre de temps.

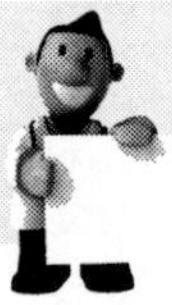

Grille de correction

1 Quel diagnostic suspectez-vous ? Justifiez. (12)	Grille classique	Grille ECN
• **Syndrome de la jonction pyélo-urétérale droite** (hydronéphrose essentielle droite) devant :	3	4
- **Terrain : homme jeune**	1+1	1
- **Anamnèse** :	-	1
× **Lombalgies chroniques unilatérales**	1	1
× **Intensité variable** avec **au maximum une colique néphrétique**	1+1	1
× **Majoration des douleurs en cas de surcharge hydrique**	1	1
× **Episodes infectieux symptomatiques** (pyélonéphrite) ou	1	1
asymptomatique (stase urinaire)	1	1
- **Argument de fréquence**		
- Clinique : **contact lombaire droit**	1	1
	12	

2	Rappelez les différentes étiologies possibles. (6)	Grille classique	Grille ECN
	• Rarement obstacle **anatomique intrinsèque** :	0,5	-
	- **Sténose fibreuse** avec rétrecissement de la lumière urétérale (séquelles de passage d'un calcul, cicatrices post-opératoires, séquelles de tuberculose urinaire)	0,5	1
	- **Hypoplasie segmentaire**	0,5	1
	- **Valvules urétérales**	0,5	1
	• Plus fréquemment :		
	- **Anomalie extrinsèque :**	1	-
	× **Implantation ectopique de l'uretère sur le bassinet**	1	1
	× **Bride fibreuse ou vasculaire**	1	1
	- **Dyskinésie primitive de la jonction** (50%) : anomalie du péristaltisme (obstacle fonctionnel)	1	1
		6	

3	Décrivez la physiopathologie de cette anomalie. (10)	Grille classique	Grille ECN
	• L'**obstruction** au niveau de la jonction pyélo-urétérale s'accompagne d'un	1	1
	défaut permanent ou intermittent de l'évacuation des urines pyéliques	2	2
	• **L'augmentation de pression en amont de l'obstacle** entraine une	1	1
	distension pyélocalicielle +/- importante	1	1
	• Au maximum on obtient une **hydronéphrose géante avec amincissement du parenchyme rénal**	1+1	1+1
	• La **stase urinaire** en amont de l'obstacle favorise la **formation de lithiase et la survenue d'infections**	1+1	1+1
		1	1
		10	

4	Quel bilan complémentaire faites-vous ? (17)	Grille classique	Grille ECN
	• **Diagnostic positif :**	1,5	1
	- **UIV + épreuve au lasilix** :	1	2
	× **Retard de sécrétion**	0,5	0,5
	× **Bassinet dilaté** à bord inférieur convexe	-	0,5
	× Uretère sous jacent fin ou non opacifié		
	- **Echographie rénale :**	1	2
	× **Dilatation pyélocalcielle**	0,5	0,5
	× **Uretère non dilate**	0,5	0,5
	× Recherche un **calcul**		0,5
	× **Mesure de l'épaisseur du parenchyme rénal**	0,5	0,5
	× **Etude du rein controlatéral**	0,5	0,5
	- **+/- ASP** : gros rein avec refoulement des clarets digestives et effacement du psoas, parfois calcul en amont de la jonction	0,5	-
	• **Bilan pré thérapeutique** :	2	1

- **BU/ECBU +/- antibiogramme : recherche une infection urinaire**	1+0,5	1+0,5
- **Recherche d'une lithiase associée** : ASP, échographie rénale	0,5	0,5
- **Recherche une malformation associée** (rein en fer à cheval, duplicité urétérale, rein unique) : UIV, échographie abdomino-pelvienne	0,5	0,5
- **Evaluation de la valeur fonctionnelle du rein** :	2	2
× **Urée, créatininémie +/- clairance**	1	1
× **UIV** : capacité à concentrer le produit de contraste, épaisseur du parenchyme rénal, hypertrophie compensatrice du rein controlatéral	1	1
× **Echographie rénale** : épaisseur du parenchyme rénale	1	-
× **Scintigraphie rénale au DMSA** : valeur fonctionnelle précise du rein, si rein parait peu ou pas fonctionnel aux examens précédents	1	1
	17	

5	Quelle est l'évolution de cette pathologie en l'absence de traitement ? (12)	Grille classique	Grille ECN
	• **Evolution imprévisible** :	2	2
	- **Souvent latente, peut rester stable pendant des années**	2	2
	- **Parfois complications** :	1	2
	× **Infectieuses**: pouvant évoluer vers la pyonéphrose	1	1
	× **Lithiase**	1	1
	× **Hydronéphrose aiguë source de colique néphrétique**	1	1
	× **Insuffisance rénale**	1	1
	× **Rupture de poche dilatée** (notamment lors de traumatisme)	1	-
	- **Le risqué évolutif étant la destruction progressive du parenchyme rénal**	2	2
		12	

6	Quel traitement proposez-vous ? (17)	Grille classique	Grille ECN
	• **Traitement chirurgical**	2	3
	• **Après information du patient** et **obtention du consentement éclairé**	1+1	1+1
	• **Après consultation d'anesthésie** et **bilan pré thérapeutique**	1+1	0,5+0,5
	• **Sous anesthésie générale**	1	1
	• **A distance d'une infection urinaire**	1	1
	• **Résection de la jonction pyélo-urétérale avec envoie de la pièce en anatomopathologie**	1+1	1+1
	• **Anastomose pyélo urétérale termino-terminale**	0,5	-
	• **Drainage des urines pendant 10-15 jours**	1	1
	• **Contrôle radiologique des voies excrétrices avant le retrait de la sonde**	1	1
	• **Surveillance clinique et para clinique de la tolérance et l'efficacité du traitement**	2	2
	• **Arrêt de travail**	0,5	1
	• **Si le rein est détruit : néphrectomie**	2	2
		17	

7	Quels sont les diagnostics différentiels de cette pathologie ? (8)	Grille classique	Grille ECN
	• **Calcul d'acide urique** (radio transparent enclave dans la jonction)	2	2
	• **Mégabassinet constitutionnel**	2	2
	• **Obstacle bas situé**	2	2
	• **Tumeur urothéliale siégeant au niveau de la jonction**	2	2
		8	

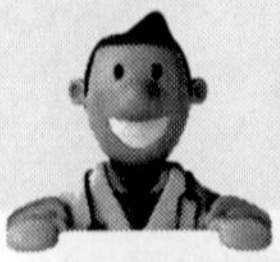

COMMENTAIRES

QUESTIONS	COMMENTAIRES
Général	• Item pas directement au programme des ECN mais qui pourrait s'intégrer dans un dossier de colique néphrétique.
1	• Justification d'un diagnostic : terrain, anamnèse, argument de fréquence, clinique, para clinique
3	• La connaissance de la physiopathologie permet d'en déduire les complications possibles
4	• Toujours penser au bilan pró thérapeutique quand un traitement est envisagé
5	• Devant cette évolution imprévisible, une surveillance régulière est indispensable
6	• Tout traitement nécessite le consentement du patient • Envoi de la pièce en anatomopathologie
7	• Il existe également différentes formes cliniques : Forme associée à une duplicité de la voie excrétrice Forme du nourrisson : le diagnostic se pose devant une tumeur abdominale, des troubles digestifs aspécifiques, des signes urinaires

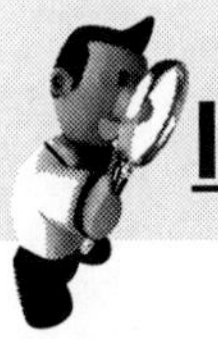

ITEMS ABORDES

TYPE	ITEMS			INTITULES
	PARTIE	MODULE	NUMERO	
Question principale	II	-	259	Lithiase urinaire

Le + : POUR MIEUX ASSIMILER

FICHE SYNTHESE (SYNTHESE et POINTS CLES)

Le syndrome de la jonction pyélo-urétérale est la **plus fréquente des uropathies malformatives.**
Elle **peut se révéler à tout âge** (classiquement, chez l'adulte jeune)
Elle touche plus souvent le **sexe masculin** (sex ratio 5/2)
Elle est **bilatérale** dans 10 à 20% dans cas, mais généralement **asymétrique**

Le traitement est différent selon la sévérité de l'atteinte :

- **Formes mineures sans retentissement** : surveillance régulière pour dépister une éventuelle aggravtion à bas bruit et une destruction rénale
- **Rein détruit ou non fonctionnel** : néphrectomie
- **Autres formes : le traitement sera chirurgical**
  - **Résection de la junction** (avec envoi en anatomopathologie) et **anastomose pyélo – urétérale termino-terminale** : 80% de bons résultats cliniques
  - Le traitement endoscopique est réservé aux syndromes de la jonction pyélo-urétérale récidivés
  - Ablation d'un éventuel calcul associé
- **Traitement des complications**

Dossier de spécialité N° 21

Une histoire de stérilité

1 Enoncé

Vous recevez en consultation un jeune couple, M et Mme D, respectivement âgés de 25 et 23 ans.
Ils essaient de concevoir un enfant depuis maintenant 1 an et demi sans succès.
Ils vous demandent votre aide.

Question 1 :
Quel est votre interrogatoire ?

Question 2 :
Quel est votre examen physique ?

Question 3 :
Quelles son les principales causes et facteurs de risque d'infertilité ?

Question 4 :
Vous retrouvez une masse testiculaire gauche chez M D.
Quel est le premier diagnostic à évoquer ? Quels en sont les principaux diagnostics différentiels ?

Question 5 :
Décrivez la classification de la pathologie que vous suspectez.

Question 6 :
On retrouve un séminome pur pT2 N1 ? Complétez-vous votre traitement ? Si oui comment ?

Question 7 :
Vous retrouvez chez Mme D une obstruction tubaire bilatérale. Elle vous rapporte la notion d'une salpingite à Chlamydiae trachomatis. Quelles sont les manifestations cliniques chez l'homme et la femme d'une infection par Chlamydiae trachomatis ?

2 Corrigé

Le + : PREMIERE LECTURE, CONSEILS ET ASTUCES

- **Appréciation globale et difficulté du dossier :**
  - Dossier difficile mélant stérilité, cancer du testicule, infections sexuellement transmissibles
  - Difficulté : 3/3
  - A classer en 3ème position parmi les 3 dossiers de l'épreuve
- **Zéros et mots clés à inscrire sur le brouillon :**
  - Stérilité = facteurs de risque notamment antécédents de salpingite chez la femme et profession chez l'homme
  - Cancerdu testicule = RCP, CECOS, marqueurs tumoraux, orchidectomie par voie inguinale
- **Astuces, réflexes et pièges :**
  - Bilan d'une stérilité = bilan du couple+bilan de la femme+bilan de l'homme

Grille de correction

1 — **Quel est votre interrogatoire ? (22)**	**Grille classique**	**Grille ECN**
• **Interrogatoire du couple :**	**1**	**2**
- **Date du désir d'enfant**	**1**	**-**
- **Date d'arrêt de la contraception**	**1**	**-**
- **Fréquence des rapports sexuels**	**1**	**1**
- **Fertilité antérieure du couple**, de l'homme ou de la femme avant leur vie commune	**1**	**-**
- Recherche d'une **consanguinité**	**1**	**1**
- Antécédents familiaux d'anomalies génétiques		
- **Toxiques : tabac, alcool, drogue**	**1**	**1**
• **Interrogatoire de la femme :**	**1**	**2**
- **Age**	**1**	**2**
- **Antécédents gynécologiques** :	**1**	**1**
× Age des premières règles		
× **Régularité du cycle, dysménorrhée**	**0,5+0,5**	**-**
× **Dyspareunie**	**0,5**	**-**
× Gestité (IVG, FCS, GEU...), parité		

× Infertilité primaire et secondaire		
× **Endométriose**	0,5	1
× **Antécédents d'IST, de salpingites**	0,5+0,5	1+1
× **Vaccination contre la rubéole**	0,5	-
- **Antécédents médicaux** pouvant retentir sur une grossesse ultérieure (lupus, diabète, SAPL)	1	1
- **Antécédents de chirurgie pelvienne** pourvoyeuse d'adhérences (péritonite appendiculaire)	1	1
- **Exposition au Distylbène in utéro**	1	1
• **Interrogatoire de l'homme :**	1	2
- **Age, profession** (exposition à des toxiques, chaleur)	-	1
- **Antécédents génitaux** :	1	1
× **Ectopie testiculaire**	0,5	0,5
× **Torsion ou traumatisme testiculaire**	0,5	0,5
× **Malformations**	0,5	0,5
× **Infections (IST, oreillons)**	0,5	0,5
- **Chimiothérapie, radiothérapie**	0,5+0,5	-
- **Cure de hernie inguinale** : ligature du déférent	0,5	-
	22	

2	**Quel est votre examen physique ? (13)**	**Grille classique**	**Grille ECN**
	• Examen de la femme :		
	- **Morphotype, taille/poids**	1	1
	- **Pilosité** (hypertrichose, hirsutisme)	1	1
	- **Examen gynécologique : malformation génitale, signes d'endométriose**	1+0,5+0,5	1+0,5*2
	- **Examen des seins : recherche d'une galactorrhée**	1+1	1+1
	- **Palpation de la thyroïde**	1	1
	• Examen de l'homme :		
	- **Morphotype, taille/poids**	1	1
	- **Pilosité**	1	1
	- **Recherche d'une gynécomastie**	1	2
	- Examen génital : varicocèle, verge, **testicules, présence des canaux déférents**	1+1	1
	- **TR**	1	1
		13	

3	**Quelles son les principales causes et facteurs de risque d'infertilité ? (17)**	**Grille classique**	**Grille ECN**
	• **Le temps : impatiente du couple**	2	3
	• **Fréquence des rapports sexuels**	2	2
	• Causes féminines :		
	- **Age maternel** : la fertilité diminue avec l'âge	2	2
	- **Causes endocriniennes avec les troubles de l'ovulation** (syndrome	1	1

	Grille classique	Grille ECN
des ovaires poly kystiques)		
- **Causes mécaniques :**	1	-
× **Obstruction tubaire bilaterale** (antécédents de salpingite)	1	2
× **Endométriose**	1	2
× **Facteurs environnementaux** : tabac, causes nutritionnelles	1	1
• Causes masculines :		
- **Anomalie du sperme**	1	1
- **Facteurs généraux** : âge, tabagisme, aloccolisme, drogue, chaleur, toxiques	1	1
• **Causes mixtes** dans 40% das cas	2	1
• **Idiopathique** dans 10% des cas	2	1
	17	

4	**Vous retrouvez une masse testiculaire gauche chez M D. Quel est le premier diagnostic à évoquer ? Quels en sont les principaux diagnostics différentiels ? (8)**	Grille classique	Grille ECN
	• **Cancer du testicule gauche**	3	3
	• Diagnostics différentiels :		
	- **Varicocèle**	1	1
	- **Hydrocèle**	1	1
	- **Epididymite**	1	1
	- **Torsion testiculaire**	1	1
	- **Tuberculose génitale**	1	1
		8	

5	**Décrivez la classification de la pathologie que vous suspectez. (11)**	Grille classique	Grille ECN
	• **Tumeurs primitives :**	2	-
	- **Germinales** (90-95%)	1	2
	× **Séminome** (40%)	1	1
	× **Non séminomateuses** (60%) : carcinome embryonnaire, choriocarcinome, tératome, tumeur du sac vitelin	1	1
	- **Non germinales** :	1	2
	× Tumeur à cellules de Leydig, à cellules de Sertoli		
	× gonadoblastome		
	• **Tumeurs secondaires :**	2	2
	- **Lymphome**	1	1
	- **Leucémie aiguë lymphoblastique**	1	1
	- **Métastases** (prostate, poumon, mélanome, rein)	1	1
		11	

6	**On retrouve un séminome pur pT2 N1 ? Complétez-vous votre traitement ? Si oui comment ? (14)**	Grille classique	Grille ECN
	• **Oui,** mise en route d'un **traitement adjuvant** :	2+1	2+2
	- **Radiothérapie : 25 Gy sur les régions lombo-aortique et iliaque**	2+2	2+1

homolatérales		
- **Surdosage de 5 Gy en cas de métastases ganglionnaires**	2	1
• **Surveillance à vie :**	1	2
- Clinique : **auto surveillance, testicule controlatéral**, aires ganglionnaires, état général	1+1	1+1
- Para clinique :		
× **Marqueurs tumoraux**	1	1
× **Scanner thoraco-abdomino-pelvien**	1	1
	14	

7	**Vous retrouvez chez Mme D une obstruction tubaire bilatérale. Elle vous rapporte la notion d'une salpingite à Chlamydiae trachomatis. Quelles sont les manifestations cliniques chez l'homme et la femme d'une infection par Chlamydiae trachomatis ? (15)**	Grille classique	Grille ECN
• Chez la femme :			
- **Salpingite aiguë et ses complications propres**		2	2
- **Syndrome de Fitz-Hugh-Curtis**		2	2
- **Stérilité tubaire**		2	2
- **GEU**		2	2
- **Cervicite, endométrite**		1	1
• Chez l'homme :			
- **Prostatite, épididymite**		1+1	1+1
- **Urétrite**		1	1
- **Localisations extra génitales : pharyngée, anale**		1	1
- **Syndrome de Fiessinger Leroy Reiter**		1	1
- **Sténose urétrale**		1	1
		15	

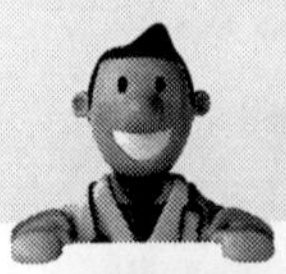

COMMENTAIRES

QUESTIONS	COMMENTAIRES
Général	• Dossier transversal dont les 2 items ne sont jamais tombés aux ECN.
1	• La notion de couple est importante car on ne prend pas en charge une patiente isolée mais un couple et son désir d'enfant.
2	• Imporance de l'âge maternel, il existe une diminution de la fertilité à partir de 38 ans.
3	• Le temps est très souvent en cause. Il faut retenir qu'un bilan d'infertilité n'est indiqué qu'après un délai de 18 mois à 2 de rapports sexuels réguliers sans contraception.
4	• Tout nodule testiculaire est un cancer jusqu'à preuve du contraire.
5	• Classification = tumeurs primitives et **secondaires**
6	• Les séminomes sont radiosensibles mais très peu chimiosensibles. Ils récidivent dans 4 à 10 % dans cas.
7	• L'infection par chlamydia trachomatis est le plus souvent asymptomatique.

ITEMS ABORDES

TYPE	ITEMS			INTITULES
	PARTIE	MODULE	NUMERO	
Question principale	I	2	29	Stérilité du couple : conduite de la première consultation
Questions accessoires	I	10	160	Tumeurs du testicule

LE + : POUR MIEUX ASSIMILER

FICHE SYNTHESE (SYNTHESE et POINTS CLES)

Cancer du testicule : prinicpes térapeutiques

- **ORCHIDECTOMIE SYSTEMATIQUE +/- PROTHESE TESTICULAIRE**
- Séminome = radiothérapie (forms limitées) ou chimiothérapie (forms évoluées)
- Tumeur non séminomateuse = chimiothérapie +/- curage ganglionnaire rétro –péritonéal
- Surveillance = clinique, biologique (marqueurs), radiologique

- Les drogues de chimiothérapie utilisées sont
  - **La Bléomyicine** : toxicité aiguë pulmonaire
  - **Le Cisplatine** : toxicité aiguë rénale, neurologique et hématologique, toxicité secondaire avec oligospermie et cancer secondaire
  - **L'Etoposide** : toxicité aiguë hématologique et au niveau des muqueuses
  - L'Etoposide et le cisplatine sont les drogues les plus actives dans le cancer du testicule
  - Il existe généralement une **azoospermie (70 %)** après chimiothérapie. Mais on observe souvent une restauration de l'activité spermatogénique au bout de 2 ou 3 ans.

- Les effets secondaires de la radiothérapie :
  - **Fibrose rétro-péritonéale**
  - **Lésions intestinales** (estomac, grêle, colon…)
  - **+/- Tumeur maligne secondaire induite par les rayons**
  - **Nécrose aseptique de la tête fémorale**
  - **Baisse de la fécondité**

Consensus

Dossier de spécialité N° 22

Un cadeau des tropiques

1 Enoncé

Vous recevez en consultation M J 48 ans qui se plaint d'avoir régulièrement du sang dans les urines en fin de miction avec parfois des brûlures mictionnelles et une pollakiurie.
A l'interrogatoire, vous apprenez qu'il voyage beaucoup et que l'un de ses derniers voyages remonte à 6 mois en Egypte.
Un bilan biologique et un ASP ont été demandés par le médecin traitant et retrouve une éosinophilie à 700 et sur l'imagerie, on voit des calcifications vésicales.

Question 1 :
Quel est le diagnostic le plus probable ? Justifiez.
Quel est l'agent en cause ?

Question 2 :
Décrivez le cycle parasitaire de cette pathologie ?

Question 3 :
Quelles autres manifestations cliniques recherchez-vous en faveur de ce diagnostic ?

Question 4 :
Quel bilan para clinique faites-vous ? Lequel permet de confirmer le diagnostic ?

Question 5 :
Quels sont les risques de cette pathologie si on ne la traite pas ?

Question 6 :
Quel traitement curatif mettez-vous en œuvre ?

Question 7 :
Quel traitement préventif conseillez-vous aux voyageurs ?

2 Corrigé

Le + : PREMIERE LECTURE, CONSEILS ET ASTUCES

- **Appréciation globale et difficulté du dossier :**
  - Dossier difficile car sujet rarement traité dans un dossier complet
  - Difficulté : 3/3
  - A classer en 3ème position parmi les 3 dossiers de l'épreuve
- **Zéros et mots clés à inscrire sur le brouillon :**
  - Lutte contre le péril fécal
  - Conseils au voyageur se rendant en pays tropical
  - Rechercher le cancer de vessie
- **Astuces, réflexes et pièges :**
  - La confirmation se fait par la mise en évidence des œufs à l'examen direct et non par la sérologie.
  - L'hyperéosinohpilie n'est que transitoire

Grille de correction

1	Quel est le diagnostic le plus probable ? Justifiez. Quel est l'agent en cause ? (13)	Grille classique	Grille ECN
	• **Bilharziose urinaire** devant :	3	3
	- Terrain : **homme de 48 ans qui voyage beaucoup**	1	1
	- Anamnèse :		
	× Dernier voyage en Egypte, **pays d'endémie**	1	1
	× **Hématurie macroscopique terminale**	1	1
	× **Brûlures mictionnelles et pollakiurie**	1+1	1+1
	- Argument de fréquence		
	- Para clinique :		
	× **Eosinophilie à 700/mm3**	1	1
	× **Calcifications vésicales à l'ASP**	1	1
	• L'espèce en cause est :		
	- **Schistosoma Haematobium**	3	3
		13	

2	Décrivez le cycle parasitaire de cette pathologie ? (13)	Grille classique	Grille ECN
•	La **pénétration** du parasite dans l'organisme se fait **par voie transcutanée**	1+1	1+1
•	L'homme se contamine **en se baignant dans les marigots**, où le parasite au **stade de funco-cercaire** pénètre à travers les téguments	1 1	1 1
•	Une fois la pénétration cutanée faite, le **parasite schistosomule gagne la circulation sanguine, puis migre vers le foie**	1+1	1+1
•	Dans le système porte, **les parasites deviennent adultes** et s'**accouplent** avant de rejoindre les **plexus veineux para rectaux et péri vésicaux**	1+1 1	1+1 1
•	**Les femelles pondent environ 30 à 3000 œufs par jour**. Les œufs **s'éliminent dans les urines**	1 1	1 1
•	Rejetés dans l'eau, les **œufs éclosent pour libérer l'embryon**. Ils **pénètrent dans un mollusque pour se multiplier jusqu'au stade de funco-cercaire** eux-mêmes pouvant contaminer l'homme	1 1	1 1
		13	

3	Quelles autres manifestations cliniques recherchez-vous en faveur de ce diagnostic ? (12)	Grille classique	Grille ECN
•	**Manifestations possible lors de la pénétration cutanée** :	0,5	1
	- **Prurit** et réactions passagère érythémateuse	0,5	0,5
•	**Phase d'invasion** pas toujours apparente : association à des degrés divers :	1	1
	- **Flèvre**	1	2
	- **Céphalées**	1	2
	- **Dyspnée asthmatiforme**	1	2
	- **Diarrhée**	1	1
	- **Eruption urticarienne**	1	0,5
	- **Hépatomégalie**	1	0,5
	- Rarement encéphalopathie		
•	**Phase d'état** : selon l'espèce : ici Bilharziose uro génitale	1	1
	- Hématurie : souvent macroscopique, capricieuse, récidivante, parfois provoquée par l'effort		
	- Troubles urinaires associés : brûlures mictionnelles, **dysurie**, pollakiurie		
	- **Douleurs lombaires si atteinte urétérale**	1	0,5
	- **+/- hydronéphrose et complications à type d'infections, lithiase et insuffisance rénale**	1+1	-
		12	

4	Quel bilan para clinique faites-vous ? Lequel permet de confirmer le diagnostic ? (15)	Grille classique	Grille ECN
•	Biologiques :		
	- **NFS : hyperéosinophilie** importante à la phase d'invasion régresse par la suite	1+1	1
	- La **sérologie** ne permet pas le diagnostic d'espèce, n'indique pas si la bilharziose est évolutive ou non. Elle permet le **diagnostic de primo-**	1 -	1 1

infection bilharzienne.		
• Imagerie :		
- ASP : calcifications vésicales, au maximum : vessie porcelaine		
- **Echographie rénale, des voies urinaires et de la vessie** : dilatation des voies urinaires supérieures, épaisseur du parenchyme rénal, nodules et calcifications de la paroi vésicale	2	2
- **Cystoscopie avec biopsies** utiles seulement en cas de difficultés diagnostiques ou de complications, montant des granulations et/ou des calcifications	2	2
- **UIV** permet de guider les éventuels gestes chirurgicaux au cours des formes évoluées	2	1
• Examen confirmant le diagnostic : **découverte d'œufs à l'examen direct des urines, recherche sur trois jours de suite. Le diagnostic d'espèce se fait sur la morphologie des œufs**	2 1+2 1	3 1+2 1
	15	

5	**Quels sont les risques de cette pathologie si on ne la traite pas ? (25)**	**Grille classique**	**Grille ECN**
	• Complications **vésicales :**	2	2
	- Nodules puis tumeurs framboisées		
	- **Cystite, surinfection bactérienne**	1	1+1
	- **Risque de cancérisation (carcinome épidermoïde)**	2	3
	• Atteinte **urétérale :**	2	1
	- Calcifications		
	- **Surinfection** de néphrite ascendante	1	1
	- **Sténose urétérale**	1	1
	• Atteinte **rénale :**	2	2
	- **Pyélonéphrite aiguë**	1	2
	- **Insuffisance rénale chronique par hydronéphrose**	2	2
	- **Glomérulonéphrites à complexes immuns**	1	1
	• Atteinte **génitale** :	2	1
	- Homme : **hémospermie, épididymite,** éjaculation douloureuse	1+1	0,5*2
	- Femme : ulcération du col et du vagin, métrorragies, **avortements**	1	1
	• Complications **hépatiques :**	2	2
	- Fièvre, **hépatomégalie**, hypertension portale par sténose porte, **cirrhose hypertrophique**	1 1	1 2
	• Atteinte **cutanée :** papules de quelques millimètres au niveau des organes génitaux externes et de l'ombilic	1	-
		25	

6 Quel traitement curatif mettez-vous en œuvre ? (10)	Grille classique	Grille ECN
• **Traitement ambulatoire**	1	-
• **Antiparasitaire :**	3	3
- **Biltricide, Praziquantel**	2	3
• **Traitement chirurgical si séquelles urologiques ou portales**	1	1
• **Surveillance de l'efficacité de la tolérance du traitement : contrôle parasitologique à 3, 6, 12 mois après l'arrêt du traitement**	2+1	1+2
	10	

7 Quel traitement préventif conseillez-vous aux voyageurs ? (12)	Grille classique	Grille ECN
• **Prévention collective :**	2	2
- **Hygiène du milieu, assainissement**	1+1	0,5*2
- **Destruction des mollusques hôtes intermédiaires**	1	0,5
- **Education sanitaire**	1	1
- **Traitement de masse**	1	0,5
- **Lutte contre le péril fécal**	2PMZ	2
• **Prévention individuelle :**	2	2
- Concerne les voyageurs : **pas de contact avec les eaux douces et stagnantes en milieu d'endémie** Aucun vaccin disponible	1	3
- Le Praziquantel ne peut être utilisé en prophylaxie du fait de sa demie vie courte et de son inactivité sur les jeunes schistosomules		
	12	

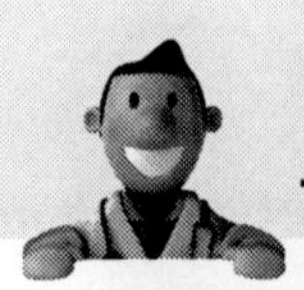

COMMENTAIRES

QUESTIONS	COMMENTAIRES
Général	• Sujet pas directement au programme mais qui pourrait déboucher sur la prise en charge d'un cancer de vessie ou les conseils et pathologie des voyageurs se rendant en pays tropicaux.
1	• Schistosoma Haematobium est un parasite du genre Helminthiase.
2	• En France, la majorité des bilharziens proviennent du Mali, de Mauritanie et du Sénégal.
3	• La clinique est fonction de l'espèce en cause, notamment à la phase d'état.
4	• L'hyperéosinophilie n'a qu'une valeur d'orientation. Son élévation se fait plus de 6 mois après la date de contamination
5	• La bilharziose est un facteur de risque de cancer de vessie.
6	• Praziquantel : 40 mg/Kg en une prise unique le matin à jeun
7	• Prévention = collective + individuelle

ITEMS ABORDES

TYPE	ITEMS			INTITULES
	PARTIE	MODULE	NUMERO	
Question principale	I	7	93	Infections urinaires de l'enfant et de l'adulte. Leucocyturie
Questions accessoires	I	7	107	Voyage en pays tropical : conseils avant le départ, pathologies au retour

LE + : POUR MIEUX ASSIMILER

FICHE SYNTHESE
(SYNTHESE et POINTS CLES)

Les autres principaux conseils à donner aux voyageurs des pays tropicaux sont :

- Les conseils sur le **paludisme** : **prévention mécanique et chimioprophylaxie**
- Conseils généraux :
  - Assurance spécifique, emporter son traitement habituel, consulter son dentiste se renseigner sur une éventuelle épidémie
  - **Consulter un médecin au retour si fièvre, douleur, diarrhée, asthénie inhabituelle**
- Alimentation :
  - **Se laver les mains** après les toilettes et la manipulation d'aliments et avant manger.
- Peau :
  - Soleil : **exposition proressive et raisonnabl**e, éviter les heurs les plus chaudes, lunettes de soleil, chapeau, crème solaire, boissons abondantes, sel, attention aux **médicaments photosensibilisants**
  - Chaleur et humidité : douche quotidienne, vêtements amples et propres en coton…
  - Animaux et arthropodes : éviter tout contact, mousitquaire, répulsifs, chaussures fermées…
  - Pévention des infections à porte d'entrée cutanée : éviter les eaux douces et stagnantes, éviter marches prolongées sur les sols humides et marécageux…
- **Maladies à transmission sexuelle et sanguine** : relations sexuelles protégées, pas de piercing, de tatouage, de soins dentaires, d'acupuncture…
- Voyage : mal des transports, barotraumatisme, phlébite, hypoxie relative
- Aclimatation : décalage horaire, altitude, chaleur
- **Vaccination :**
  - × **Mise à jour du calendrier vaccinal**
  - × **2 vaccins à carartère obligatoire : fièvre jaune et méningocoque**
  - × **Sujets à risque vaccination antigrippale et antipneumococcique**

FICHE CONSENSUS (CONFERENCES DE CONSENSUS et RECOMMANDATIONS)	
HAS	**Bilharziose** **Prise en charge médico-soicale et éducation, octobre 2007 :**

- **La bilharziose concerne avant tout des individus en état de précarité sociale, parfois bénéficiaire de la couverture médicale universelle, mais aussi hors de tout système de remboursement.**
- Ainsi, il faut mettre en place les conditions nécessaires pour **favoriser l'accès et l'observance du traitement,** en s'appuyant en particulier sur les services sociaux, afin de :
  - S'assurer que les conditions de prise en charge financières du traitement sont mises en place (ALD, CMU, AME, etc.) ;n
  - Identifier les obstacles à l'adhésio du patient au traitement (personnels, familiaux, administratifs, financiers, etc.),
  - Mettre en place les actions d'accompagnements sociales (démarches administratives, travail, logement, allocations, etc.).

- **L'éducation thérapeutique est l'ensemble des activités destinées à aider le patient - et son entourage - à comprendre la maladie et les traitements, participer aux soins, prendre en charge son état de santé et favoriser, dans la mesure du possible, un retour aux activités normales.**
- La qualité de l'approche relationnelle est une des conditions à la réussite de la démarche d'éducation thérapeutique, qui peut être faite par les différents acteurs de la prise en charge.

- Dans le cadre le la bilharziose, l'éducation thérapeutique insistera sur :
  - **L'information générale sur la maladie (mode de transmission) et ses conséquences (notamment les complications) ;**
  - **L'observance des traitements ;**
  - **Les signes nécessitant une consultation ;**
  - **Les conseils pour la vie quotidienne et les voyages en zone d'endémie.**

Dossier de spécialité N° 23

Une histoire familiale

1 Enoncé

Mme D 38 ans consulte car elle a remarqué du sang dans ses urines depuis quelques jours.

Cette patiente n'a pas d'antécédent notable. Elle fume une dizaine de cigarettes par jour depuis 10 ans. Elle vous informe que ces derniers chiffres de tension artérielle étaient élevés.

Son grand-père est décédé d'urémie et son père aurait saigné du cerveau il y a 5 ans.

Elle a deux enfants en bonne santé, une fille et un garçon respectivement âgés de 10 et 8 ans.

Elle ne prend pas de médicaments. Elle a une contraception par stérilet.

Elle est secrétaire dans un cabinet de dentistes en ville et n'est pas très sportive.

A l'examen clinique, on retrouve une tension artérielle à 180/110mmHg et deux gros reins bosselés.

On réalise une échographie rénale qui retrouve plus de deux kystes par rein.

Question 1 :
Comment prenez-vous la tension artérielle de cette patiente ?

Question 2 :
Quel est votre diagnostic en le justifiant.

Question 3 :
De quel type d'hématurie s'agit-il ? Quelles en sont les principales caractéristiques ?
Quelles sont les principales étiologies de ce type d'hématurie ?

Question 4 :
D'après ses antécédents quel examen complémentaire doit être réalisé chez cette patiente ?

Question 5 :
La patiente s'inquiète quant aux complications de cette pathologie. Que lui répondez-vous ?

Question 6 :
Elle vous demande également s'il existe un risque pour ses enfants et s'il faut leur faire un bilan ?

Question 7 :
Malgré le bon suivi du traitement, cette patiente se retrouve quelques années plus tard au stade d'insuffisance rénale chronique terminale et nécessite une greffe rénale. Que bilan réalisez-vous ?

Question 8 :
Rappelez les grands principes du don d'organe.

2 Corrigé

LE + : PREMIERE LECTURE, CONSEILS ET ASTUCES

- **Appréciation globale et difficulté du dossier :**
  - Dossier de difficulté modérée assez classique sur la polykystose rénale
  - Difficulté : 2/3
  - A classer en 1ère position parmi les 3 dossiers de l'épreuve
- **Zéros et mots clés à inscrire sur le brouillon :**
  - Femme jeune = βhCG
  - Arrêt du tabac
  - HTA chez une femme jeune avec histoire familiale et symptômes = rechercher une cause secondaire
- **Astuces, réflexes et pièges :**
  - Hérédité = arbre généalogique
  - Le médecin donne l'information à la patiente et c'est elle qui informe les membres de sa famille de l'existence de la pathologie, ce n'est en aucun cas le médecin, respect du secret médical.

GRILLE DE CORRECTION

1	Comment prenez-vous la tension artérielle de cette patiente ? (8à	Grille classique	Grille ECN
•	Avec un **manomètre étalonné, un brassard adapté**	1+1	2+2
•	**Position couchée après 5 minutes de repos**	1+1	1+0,5
•	**Aux deux bras à deux reprises** après une minute	1+1	2
•	**Puis debout**	1	0,5
•	Sans consommation de tabac depuis 15 min, d'aliments depuis 30 min, de café depuis 60 min.		
•	**Pas de prise de dérivés catécholergiques** (décongestionnant nasal....)	1	-
		8	

2	Quel est votre diagnostic en le justifiant. (12)	Grille classique	Grille ECN
•	**Polykystose rénale autosomique dominante chez une femme jeune de 38 ans devant :**	4	4
	- **Terrain** : femme jeune	1	0,5

- **Anamnèse** :	-	0,5
× **Grand-père décédé d'urémie**	1	1
× **Hémorragie méningée probable chez le père**	1	1
× **Hématurie macroscopique**	1	1
× **Notion d'hypertension artérielle**	1	1
- Argument de fréquence		
- Clinique :		
× **Hypertension artérielle**	1	1
× **Deux gros reins bosselés**	1	1
- Para clinique :		
× **> 2 kystes par rein à l'échographie rénale**	1	1
	12	

3	De quel type d'hématurie s'agit-il ? Quelles en sont les principales caractéristiques ? Quelles sont les principales étiologies de ce type d'hématurie ? (13)	Grille classique	Grille ECN
• Il s'agit d'une **hématurie d'origine rénale/néphrologique :**		2	3
- **Hématurie totale**		1	1
- **Sang brun**		1	1
- **Hématies déformées, rouleaux d'hématies**		1+1	0,5+0,5
- **Pas de caillots**		1	1
- Une protéinurie et un syndrome glomérulaire sont souvent associés			
• Autres causes d'hématurie d'origine rénale :			
- **Nécrose papillaire**		1	1
- **Glomérulopathie, maladie de Berger**		1+1	1+1
- **Néphropathies immuno-allergiques**		1	1
- **Thrombose des veines rénales**		1	1
- **Infarctus rénal**		1	1
		13	

4	D'après ses antécédents quel examen complémentaire doit être réalisé chez cette patiente ? (11)	Grille classique	Grille ECN
• **Angio IRM de dépistage** :		3	4
- **Patiente de moins de 50 ans**		2	2
- **Aux apparentés du premier ou deuxième degré**		2	1
- **D'un patient atteint d'une polykystose rénale autosomique dominante**		2	2
- **Ayant rompu un anévrysme cérébral**		2	1
- A proposer, **médico-légal**		-	1
		11	

5	La patiente s'inquiète quant aux complications de cette pathologie. Que lui répondez-vous ?	Grille classique	Grille ECN
•	**Information claire, loyale et appropriée**	1	2
•	**Rassurer la patiente**	1	2
•	**Complications rénales** :	2	1
-	Douleurs lombaires		
-	**Hémorragies intra kystiques**	1	0,5
-	Hématurie		
-	**Infection d'un kyste**	1	1
-	**Compression des voies excrétrices**	1	1
-	**Lithiases calciques ou uriques, colique néphrétique**	1	0,5+1
-	**Pyélonéphrite**	1	1
-	HTA		
-	**Insuffisance rénale chronique**	1	1
•	**Complications extra rénales** :	2	1
-	**Kystes extra rénaux** (**hépatiques+,** plus rarement pancréatiques ou spléniques). Les kystes hépatiques pouvant induire une cholestase, une hypertension portale ou s'infecter	1+1	1+1
-	**Anévrysmes cérébraux à l'origine d'hémorragies méningées ou cérébro-méningées**	1	2
-	**Valvulopathies, surtout prolapsus valvulaire mitral**	1	1
-	**Hernie inguinale**	1	0,5
-	**Diverticulose colique**	1	0,5
		18	

6	Elle vous demande également s'il existe un risque pour ses enfants et s'il faut leur faire un bilan ? (8)	Grille classique	Grille ECN
•	**Information claire, loyale et appropriée**	1	2
•	**Rassurer la patiente**	1	2
•	**Non**, il n'est **pas nécessaire de faire une échographie de dépistage chez les enfants avant 18 ans**, sauf si un fait clinique attire l'attention sur les reins.	1+1	1+0,5
•	Mais il faut **prévenir le pédiatre** de l'existence de la maladie dans la famille et de **mesurer la tension artérielle une fois par an.**	1 1	0,5 1
•	**Le risque de transmission à un enfant d'un sujet atteint est de 50%**	2	1
		8	

7	Malgré le bon suivi du traitement, cette patiente se retrouve quelques années plus tard au stade d'insuffisance rénale chronique terminale et nécessite une greffe rénale. Que bilan réalisez-vous ? (20)	Grille classique	Grille ECN
•	**Bilan biologique :**	1	-
-	**Standard**	1	-
-	**Groupe ABO, rhesus, RAI**	1	2

- **Groupe tissulaire anti HLA : cross match**	1	2
• **Bilan infectieux** :	1	2
- **Sérologies** HIV 1-2, VHC, VHB, HTLV 1-2, CMV, EBV, TPHA-VDRL, toxoplasmose, HSV	1	1
- **Panoramique dentaire, radiographie thoracique**	1+1	1+1
- **Consultation ORL et stomatologique**	0,5+0,5	1
• **Bilan cardiologique** : ECG, échographie cardiaque	1	1
• **Bilan urologique : cystographie rétrograde, échographie rénale**	1+1+1	1+1+1
• **Fibroscopie oesogastro duodénale et coloscopie**	1+1	-
• **Examen gynécologique complet**	1	2
• **Examen dermatologique**	1	2
• **Consultation d'anesthésie, bilan pré opératoire**	1+1	1+0,5
• **Consultation psychologique**	1	0,5
	20	

8	Rappelez les grands principes du don d'organe. (10)	Grille classique	Grille ECN
• **Gratuité**		2	2
• **Anonymat donneur-receveur**		2	2
• **Etablissements de santé autorisés**		2	2
• **Principe du consentement présumé**		2	2
• **Pas de publicité** en faveur d'un organisme ou d'une personne		2	2
		10	

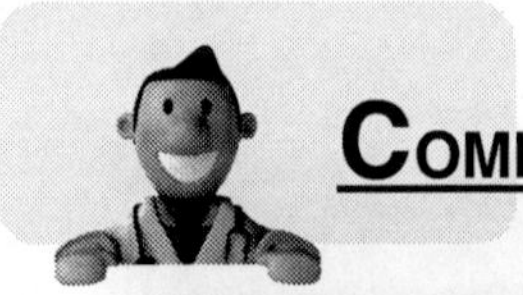

COMMENTAIRES

QUESTIONS	COMMENTAIRES
Général	• Item qui n'est pas encore tombé mais qui pourrait rentrer dans le cadre d'un dilan d'hypertension artérielle secondaire
1	• Devant une hypertension artérielle les critères imposant une enquête étiologique sont l'exsitence d'anomalie clinique ou para clinique, une tension artérielle initiale > à 180/110mmHg sans orientation, une HTA s'aggravant rapidement ou résistante eu traitement, un sujet jeune < 30 ans
2	• Critères échographiques : < 30 ans : au moins 2 kystes rénaux (uni ou bilatéraux) 30-59 ans : au moins 2 kystes dans chaque rein > 60 ans : au moins 4 kystes dans chaque rein
3	• L'hématurie urologique est rouge vif, caillotante avec douleurs lombaires possibles. Ses principales causes sont le cancer du rein ou de la vessie
4	• On doit en informer la patiente et lui prroposer l'examen, ensuite c'est elle qui choisit de le réaliser ou non. L'information donnée doit être notifiée dans le dossier médical

5	• Les facteurs asscoiés à une progression plus rapide sont la mutation du gêne PKD1, le sexe masculin et l'hypertension artérielle
6	• Après 18 ans, la personne est informée de la présence de la maladie et c'est elle qui décide de se faire dépister ou non
7	• Ne pas oulbier l'inscription sur la liste nationale
8	• Il existe également le principe de la priorité nationale en cas de super urgence (hépatite fulminante…), d'enfants, de receveurs hyper immunisés ou de transplantations combinées

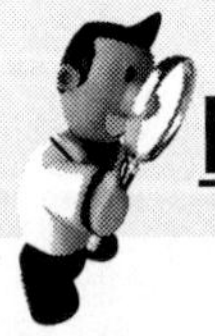

ITEMS ABORDES

TYPE	ITEMS			INTITULES
	PARTIE	MODULE	NUMERO	
Question principale	II	-	277	Polykystose rénale
Questions accessoires	I	8	127	Transplantation d'organes
	III	-	315	Hématurie
	I	9	130	Hyeprtension artérielle de l'adulte

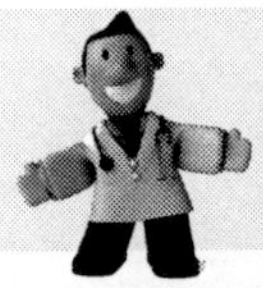

LE + : POUR MIEUX ASSIMILER

FICHE SYNTHESE
(SYNTHESE et POINTS CLES)

La polykystose rénale est une maladie héréditaire :

- **Fréquente** : elle touche environ un individu sur 1000
- Transmise sur un **mode autosomique dominant**
- **A pénétrance complete**
- **A expression variable**
- Elle est à l'origine d'environ **10% des cas d'insuffisance terminale en Europe**
- Les critères diagnostiques sont :
  - **L'histoire familial**
  - **L'échographie abdominal**
  - **L'arbre généalogique complet et détaillé indispensable**

- En cas de transplantation rénale, la maladie ne récidive pas car les reins ne portent pas la mutation
  - On enlève les reins malades uniquement s'ils prennent trop de place ou s'il y a des infections ou hémorragies kystiques

Consensus

Dossier de spécialité N° 24

Des lombalgies et un nodule prostatique

1 Enoncé

Vous recevez aux urgences M T 66 ans pour douleurs lombaires évoluant depuis une semaine de moins en moins soulagées par la prise de paracétamol.

Question 1 :
Décrivez votre examen clinique devant des douleurs lombaires aiguës.

Vous retrouvez des douleurs d'horaire inflammatoire, sans irradiation, une raideur rachidienne avec un indice de Schöber à 10 + 1cm, une douleur à la palpation des épineuses L1-L2-L3. La douleur est cotée à 10/10 sur l'échelle numérique.
Il n'y a pas de déficit sensitivomoteur ni de troubles sphinctériens.
Il existe une altération de l'état général depuis un mois environ.
Vous avez réalisé un toucher rectal qui a retrouvé un nodule pierreux du lobe gauche de la prostate.

Question 2 :
Quel est votre diagnostic complet ? Comment le confirmez-vous ?

On retrouve un score de Gleason à 8 avec extension extra-prostatique.

Question 3 :
Le femme du patient s'inquiète de l'état de santé et souhaite tout comprendre. Elle vous demande ce qu'est le score de Gleason et s'il existe des facteurs de mauvais pronostic de cette pathologie.

Question 4 :
Quel bilan complémentaire faites-vous ?

Question 5 :
Vous décidez de mettre en route un traitement par Décapeptyl. De quel type de traitement s'agit-il ? Quel est son mécanisme d'action ?

Question 6 :
Le patient n'étant pas soulagé vous introduisez un traitement antalgique de palier 3. Vous débutez par une titration morphinique. Décrivez-la et rédigez votre ordonnance.

Question 7 :
La femme de M T ne comprend pas pourquoi on fait ce diagnostic à un stade aussi évolué et vous demande dans quelles autres circonstances on aurait pu le découvrir. Que lui répondez-vous ?

2 Corrigé

LE + : PREMIERE LECTURE, CONSEILS ET ASTUCES

- **Appréciation globale et difficulté du dossier :**
  - Dossier difficile
  - Difficulté : 3/3
  - A classer en 3ème position parmi les 3 dossiers de l'épreuve
- **Zéros et mots clés à inscrire sur le brouillon :**
  - Douleurs lombaires : **horaire, température, altération de l'état général**
  - Score de Gleason = score histo-pronostique
  - Ordonnance de morphine = ordonnance sécurisée
  - Nodule prostatique = biopsies
  - Anticoagulant = arrêt
- **Astuces, réflexes et pièges :**
  - Traitement antalgique à réévluer très régulièrement, notamment à l'aide d'outils comme l'échelle visuelle analogique

GRILLE DE CORRECTION

1	**Décrivez votre examen clinique devant des douleurs lombaires aiguës. (25)**	**Grille classique**	**Grille ECN**
	• Interrogatoire :		
	- **Antécédents personnels** (traumatisme, infection, néoplasie), et	**1**	**1**
	familiaux (spondylarthropathies)	**1**	**1**
	- Antécédents **d'intervention lombaire**	**0,5**	**-**
	- **Altération de l'état général, fièvre, sueur**	**1+1+0,5**	**1+1+0,5**
	- **Profession, activité sportive, notion de chute**	**0,5+0,5+1**	**-**
	- Notion de **contage notamment tuberculeux,** de voyage	**1**	**1**
	- Poids, taille, IMC		
	- **Caractéristiques de la douleur :**	**1**	**1**
	× Début brutal ou progressif		
	× **Horaire** mécanique ou inflammatoire	**1**	**1**
	× **Facteur déclenchant ou aggravant**	**-**	**0,5**
	× **Localisation initiale, irradiations**	**-**	**0,5**
	× Intensité		
	× Type de douleurs		

• Examen physique :		
- Constantes : **température**, pouls, TA	1	1
- Examen somatique complet à la recherche **d'une porte d'entrée infectiueuse :**	1	1
× **BU**	0,5	0,5
× **Auscultation cardiaque** (souffle d'endocardite) et pulmonaire (foyer infectieux)	0,5	0,5
× Syndrome méningé		
× Examen abdominal		
× **Examen cutané**	-	0,5
- **Examen du rachis lombaire** :	1	1,5
× Inspection : modifications des courbures		
× **Contractures para vertébrales,** points douloureux rachidiens	0,5	1
ou para rachidiens : **signe de la sonnette ?**	0,5	1
× **Mobilités** actives et passives	0,5	-
× **Signe de Lasègue et de Léri**	1	1
- **Examen neurologique** :	1	1,5
× **Déficit radiculaire moteur, sensitif**	0,5	0,5
× **Réflexes ostéo tendineux diminués ou abolis**	0,5	0,5
× **Syndrome de la queue de cheval ou du cône terminal**	0,5*2	0,5*2
× **Syndrome lésionnel : syndrome neurogène périphérique**	1	1
× **Syndrome sous lésionnel : syndrome pyramidal**	1	1
× **Syndrome rachidien**	1	1
- **Autres localisations osseuses douloureuses**	0,5	0,5
- **Palpations des aires ganglionnaires, hépatomégalie**	0,5*2	0,5
- **Toucher rectal**	1	1
	25	

2	Quel est votre diagnostic complet ? Comment le confirmez-vous ? (17)	Grille classique	Grille ECN
	• **Cancer prostatique du lobe gauche compliqué de métastases osseuses lombaires devant :**	5	5
	- **Terrain** : patient de 66 ans	-	0,5
	- Anamnèse :		
	× **Douleur lombaires évoluant depuis 1 mois, plus soulagée par le paracétamol**	0,5	0,5
	× **Altération de l'état général**	0,5	0,5
	- Argument de fréquence		
	- Clinique :		
	× **Douleurs de type inflammatoire**	1	1
	× **Douleurs à la palpation des épineuses L1-L2-L3**	1	0,5
	× **Raideur rachidienne**	1	0,5
	× **TR : nodule pierreux prostatique**	1	1
	• **Biopsies prostatiques multiples** (6 biopsies de chaque lobe, vésicules séminales, zones suspectes en échographie) :	2	1

- Après information du malade		
- Sous **échographie endorectale**: cartographie prostatique	0,5	0,5
- Sous AL (parfois AG)		
- En ambulatoire (ou courte hospitalisation)		
- Après un **ECBU négatif**	0,5	0,5
- Après **lavement rectal** la veille et le matin	0,5	0,5
- **Sous antibioprophylaxie** (Quinolones)	0,5	0,5
- **Après arrêt des anticoagulants et vérification du bilan d'hémostase :**	2PMZ	2
× **Arrêt du Sintrom 5 jours avant avec relais par héparine**	-	0,5
× **Arrêt de l'héparine 4 à 12h avant le geste**	-	0,5
× **Reprise héparine 6h après le geste et relais héparine/AVK à J1**	-	0,5
- Envoi en **anatomopathologie**	1	1
	17	

3	**Le femme du patient s'inquiète de l'état de santé et souhaite tout comprendre. Elle vous demande ce qu'est le score de Gleason et s'il existe des facteurs de mauvais pronostic de cette pathologie. (9)**	**Grille classique**	**Grille ECN**
	• Le score de Gleason est un **score histo pronostique** :	2	2
	- Composé par la **somme des grades histologiques des deux composants tumoraux les plus représentés à l'examen microscopique**	1	2
	- Représente le **degré de différenciation** du cancer de la prostate	1	1
	• Les facteurs de mauvais pronostic sont :		
	- **L'extension tumorale (classification TNM)**	1	1
	- **Score de Gleason (> ou égal à 7)**	1	1
	- **PSA > ou égal à 10**	1	1
	- **Présence de métastases ganglionnaires ou osseuses**	1	0,5
	- **Volume tumoral avec effraction de la capsule de Gleason** (T3, TR, nombre de biopsies positives)	1	0,5
		9	

4	**Quel bilan complémentaire faites-vous ? (15)**	**Grille classique**	**Grille ECN**
	• Sans retarder le traitement :		
	• Bilan biologique :		
	- **NFS**	1	0,5
	- **Ionogramme sanguine, urée/créatininémie**	0,5+0,5	0,5+0,5
	- **Calcémie + albumine : calcémie corrigée**	1+1	1+1
	- **Hémostase : TP, TCA, plaquettes**	1	0,5
	- **Groupe ABO, rhésus, RAI**	1	0,5
	• Imagerie :	1	1

- **Radiographie du rachis lombaire face + profil**	2	3
- **IRM médullaire dorso lombaire séquences T1, T2, T1 avec injection de gadolinium en urgence**	1	1
- Si pas d'IRM disponible : **scanner du rachis dorso lombaire, sans et avec injection de produit ce contraste**	2	2
- **Radiographie thoracique**	1	1
- **ECG**	1	1
- **+/- Echographie cardiaque** si suspicion d'endocardite	1	1,5
	15	

5	Vous décidez de mettre en route un traitement par Décapeptyl. De quel type de traitement s'agit-il ? Quel est son mécanisme d'action ? (6)	Grille classique	Grille ECN
	• **Agoniste de la LHRH**	2	3
	• **Traitement hormonal palliatif**	1	1
	• **Supprime la production d'androgènes au niveau hypothalamo-hypophysaire**	1	1
	• **S'oppose à l'action androgénique stimulant le cancer de la prostate**	2	1
		6	

6	Le patient n'étant pas soulagé vous introduisez un traitement antalgique de palier 3. Vous débutez par une titration morphinique. Décrivez-la et rédigez votre ordonnance. (21)	Grille classique	Grille ECN
	• Titration morphinique :		
	- Débuter par de la **morphine orale à libération prolongée LP**	1	1
	- Traitement débuté à des **doses de 0,5-1 mg/kg/j**	1	0,5
	- **Augmentation des doses de 50% toutes les 8-12h** jusqu'à obtenir le contrôle de la douleur	1	0,5
	- **Le traitement de fond** repose sur la **morphine à longue durée d'action**	1+1	1+1
	- Prévoir **des interdoses d'action rapide si besoin** (1/6ème ou 1/10ème de la dose quotidienne)	1	1
	- Si plus de 3 interdoses par jour pendant 2 jours : augmenter les doses de morphine de fond		
	• **Ordonance sécurisée** :		
	- **En toutes lettres**	1	1
	- **Durée maximale de 28 jours**	1	0,5
	- **Nom, prénom du patient**	1	0,5
	- **Nom, fonction du médecin**	1	-
	- **Date + signature**	1	-
	- **1) Skénan LP 30mg :**	0,5+0,5	-
	× Une gélule de trente milligrammes le matin et le soir		
	× Par voie orale		
	× Pendant 28 jours, soit cinquante six gélules		
	- **2) Actiskénan 10mg** :	1	2

× Si à-coups douloureux × Une gélule de dix milligrammes toutes les six heures - **3) Duphalac : 3 sachets par jour** - **4) Motilium : en cas de nausées** × Un comprimé de quarante cinq milligrammes avant la prise e Skénan - **5) Bonne hydratation** - **6) Paracétamol** : 1g, 3 fois par jour : épargne morphinique, analgésie multimodale - **Réévaluation régulière** de l'efficacité du traitement - **Surveillance des effets secondaires** du traitement à 24h - **Education du patient** : pas d'arrêt brutal du traitement, décroissance progressive pour s'opposer au syndrome de sevrage - Contre-indication de l'alcool	**1** **1** **1** **1** **1** **1** **1** **1**	**2** **2** **2** **1** **2** **1** **1** **1**
	21	

7	La femme de M T ne comprend pas pourquoi on fait ce diagnostic à un stade aussi évolué et vous demande dans quelles autres circonstances on aurait pu le découvrir. Que lui répondez-vous ? (7)	Grille classique	Grille ECN
	• **Information claire, loyale et appropriée** • Le cancer de la prostate reste **longtemps asymptomatique** notamment parce qu'il se développe à partir de la **zone périphérique**, à distance de l'urètre • Les circonstances de découvertes sont : - **Examen systématique : toucher rectal** - **Dosage du PSA** - **Bilan d'une hématurie** - **Extension à la vessie** : pollakiurie, dysurie, cystite, incontinence urinaire - **Extension au haut appareil urinaire** : douleur lombaire, insuffisance rénale, anurie - Métastases osseuses avec fractures - **Compression veineuse** : œdème, phlébite - **Adénopathies** - Altération de l'état général, asthénie	**1** **1** **0,5** **1** **1** **0,5** **0,5** **0,5** **0,5** **0,5**	**0,5** **2** **1** **1** **1** **0,5** **0,5** **0,5** **-** **-**
		7	

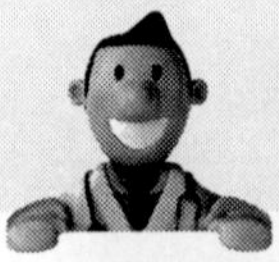

COMMENTAIRES

QUESTIONS	COMMENTAIRES
Général	• Dossier difficile et transversal qui pourrait tomber aux ECN avec une question intéressante sur la titration morphinique et la rédaction d'une ordonnance
1	• Lombalgies chez un homme = toucher rectal
2	• Douleurs inflammatoires = infectieux ou tumoral
3	• Score de Gleason : - 2 à 4 : n'existent pas à priori - 5 à 6 : bien différencié - 7 : moyennement différencié - 8 à 10 : peu différencié, mauvais pronostic
4	• Douleurs articulaires + fièvre = endocardite = échographie cardiaque
5	• Le traitement par agoniste de la LHRH s'accompagne pendant le premier mois par un traitement anti-androgène pour éviter l'effet flare-up
6	• Effets secondaires à surveiller : dépression respiratoire, rétention urinaire, confusion, somnolence, prurit, constipation, nausées-vomissement, myoclonies, hallucinations, myosis (signe d'imprégnation), syndrome de sevrage
7	• Au contraire, l'adénome de prostate se développe à partir de la zone de transition située de part et d'autre de l'urètre ainsi les symptômes mictionnels surviennent plus rapidement.

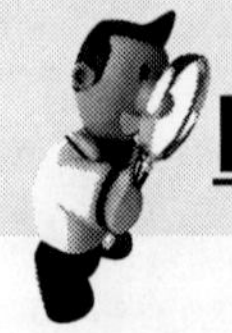

ITEMS ABORDES

TYPE	ITEMS			INTITULES
	PARTIE	MODULE	NUMERO	
Question principale	I	10	156	Tumeurs de la prostate
Questions accessoires	I	6	66	Thérapeutiques antalgiques, médicamenteuses et non médicamenteuses
	I	11	215	Rachialgies
	II	-	279	Radiculalgie et syndrome canalaire

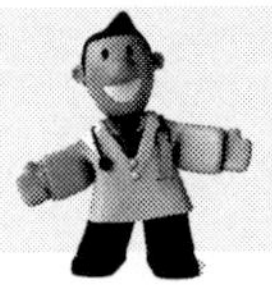

Le + : POUR MIEUX ASSIMILER

FICHE CONSENSUS (CONFERENCES DE CONSENSUS et RECOMMANDATIONS)	
HAS	**SYNTHÈSE D'AVIS DE LA COMMISSION DE LA TRANSPARENCE** Stratégie thérapzeutique, juin 2009

- En cas de cancer de la prostate au **stade localement avancé**, le **traitement de référence consiste en une radiothérapie de conformation de la loge prostatique étendue aux aires ganglionnaires pelviennes**, avec ou sans modulation d'intensité, **associée à une hormonothérapie par analogue de GnRH** (agoniste ou antagoniste) d'une durée de 3 ans.

- **En cas d'atteinte ganglionnaire pelvienne, l'hormonothérapie précoce et de longue durée constitue le traitement de référence.** La prostatectomie totale se discute si l'envahissement ganglionnaire touche au maximum 2 ganglions et reste microscopique. La radiothérapie externe de la loge prostatique et du pelvis peut être proposée.

- **Le principe de l'abstention-surveillance** est de différer le traitement hormonal (ou l'association hormono-radiothérapie) jusqu'à l'apparition de symptômes urinaires et osseux ou d'une élévation rapide du PSA total. Elle est possible pour un **patient asymptomatique dont l'espérance de vie, tenant compte de l'âge et des comorbidités, est estimée à moins de 10 ans.**

- Au **stade métastatique, l'hormonothérapie** est administrée selon les modalités suivantes :
  - **Instauration précoce ;**
  - Dans le cas **d'un agoniste de la GnRH, association à un antiandrogène le premier mois ;**
  - **Puis monothérapie recommandée par analogue de la GnRH ou castration chirurgicale.**

- **Il n'existe pas de bénéfice prouvé d'un blocage androgénique complet à long terme.** Le traitement hormonal intermittent et l'association hormono-chimiothérapie sont en cours d'évaluation.

Dossier de spécialité N° 25

Douleurs lombaires et fièvre chez une femme de 70 ans

1 Enoncé

Vous voyez aux urgences une femme de 70 ans pour des lombaires gauches évoluant depuis 24h avec une température à 38,8℃.
Ces douleurs spontanées et provoquées par l'ébranlement de la fosse lombaire gauche sont intenses et mal soulagées par la prise de paracétamol.
Ses antécédents sont :

- Diabète non insulinodépendant bien équilibré sous Metformine
- HTA sous diurétique thiazidique
- Hypercholestérolémie
- Cystites à répétition

Elle présente des signes de déshydratation mais ne présente pas d'autres signes de gravité. Les touchers pelviens sont normaux. Elle pèse 80 kg pour 1m60.
Elle est tachycarde et sa tension artérielle est à 140/80mmHg.
La BU réalisée montre la présence de nitrites et de leucocytes.

Question 1 :
Quel est votre diagnostic ? Justifiez.

Question 2 :
Hospitalisez-vous cette patiente ? Justifiez.

Question 3 :
Quels examens complémentaires faites-vous ?

Elle se dégrade très rapidement avant même que vous ayez débuté votre traitement.
Sur le plan hémodynamique, on retrouve une tension artérielle à 90/4àmmHg, un pouls à 115bpm et une température à 40℃.
La patiente se dégrade également sur le plan neurologique avec une forte somnolence.

La tension artérielle ne répond pas au remplissage réalisé.

Question 4 :
Quel est votre diagnostic complet sans le justifier ?

Question 5 :
Quel est votre traitement ?

Question 6 :
Quelles autres complications de cette pathologie connaissez-vous ?

Question 7 :
Après 24h de traitement sans amélioration un scanner abdominal avec injection de produit de contraste est réalisé. Quelles précautions prenez-vous ?

Question 8 :
Finalement la patiente ne s'améliore pas et décède trois jours plus tard. Vous devez rédigez le certificat de décès, quelles informations contient-il ?

2 Corrigé

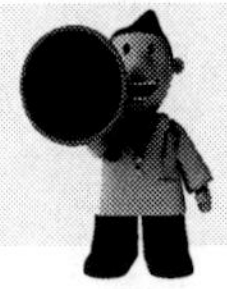

LE + : PREMIERE LECTURE, CONSEILS ET ASTUCES

- **Appréciation globale et difficulté du dossier :**
  - Dossier difficile car prise en charge d'une patiente âgée, fragile avec plusieurs comorbidités
  - Difficulté : 3/3
  - A classer en 3ème position parmi les 3 dossiers de l'épreuve
- **Zéros et mots clés à inscrire sur le brouillon :**
  - Arrêt des anti-diabétiques oraux et relais par insulinothérapie
  - Arrêt du diurétique thiasidique si hospitalisation
  - Cystites à répétition = recherche d'un facteur favorisant
- **Astuces, réflexes et pièges :**
  - Devant un tel terrain, une hospitalisation s'impose et une surveillance accrue est nécessaire devant le risque de dégradation important.

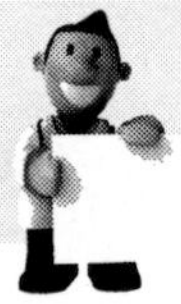

GRILLE DE CORRECTION

1 Quel est votre diagnostic ? Justifiez. (9)	Grille classique	Grille ECN
• **Pyélonéphrite aiguë gauche non compliquée chez une femme de 70 ans :**	4	4
- Terrain : femme de 70 ans		
- Anamnèse :		
× **Douleurs lombaires gauches fébriles évoluant depuis 24h**	1	1
× **Antécédents de cystite à répétition**	1	1
- Argument de fréquence		
- Clinique :		
× **Douleurs provoquées à l'ébranlement de la fosse lombaire**	1	1
× **BU : leucocytes et nitrites**	1	1
× Pas d'arguments pour une autre étiologie notamment gynécologique : **touchers pelviens normaux**	1	1
	9	

2	Hospitalisez-vous cette patiente ? Justifiez. (7)	Grille classique	Grille ECN
•	**Oui**, on hospitalise cette patiente car elle présente des **facteurs de**	1+1	0,5*2
	gravité :	1	1
	- **Age** : 70 ans	1+0,5*3	1+1+1
	- **Comorbidités : diabète, HTA, obésité**	1	1
	- **Signes de déshydratation**	0,5	1
	- **Risque de dégradation rapide** de son état		
		7	

3	Quels examens complémentaires faites-vous ? (14)	Grille classique	Grille ECN
•	Biologiques :		
	- **NFS, CRP** : recherche d'un syndrome inflammatoire biologique	1+1	1+1
	- Groupe ABO, rhésus, RAI, hémostase		
	- **Ionogramme sanguin, urée, créatininémie** : retentissement rénal	1+1	1+1
	- **Glycémie veineuse, HbA1c** : bilan du diabète	1+1	1+2
	- **ECBU + antibiogramme**	1+1	1+1
	- **Hémocultures** : si température supérieure à 38,5°C puis aux pics de fièvre et aux frissons	1	1
•	Imagerie :		
	- **Echographie rénale et des voies urinaires comparative et bilatérale**	2	2
	- **ASP face couché** si dilatation des cavités pyélocalicielles à la recherche d'un calcul obstructif	1	1
	- **Radiographie thoracique**	1	0,5
	- **ECG**	1	0,5
		14	

4	Quel est votre diagnostic complet sans le justifier ? (6)	Grille classique	Grille ECN
•	**Choc septique sur pyélonéphrite aiguë gauche chez une patiente de 70 ans présentant des comorbidités.**	6	6

5	Quel est votre traitement ? (25)	Grille classique	Grille ECN
•	**En urgence**	1	1
•	**Hospitalisation en réanimation**	1+1	1+1
•	Mise en conditions :		
	- Repos au lit		
	- **2 VVP**	0,5	-
	- **Oxygénothérapie si nécessaire +/- intubation oro trachéale si degradation respiratoire**	1	1
	- **Scope cardio tensionnel et oxymétrie de pouls**	1	1

- **Sonde vésicale pour surveillance de la diurèse**	0,5	-
- **Arrêt du diurétique thiazidique et de la metformine**	1	1
- **Relais par insuline sous cutanée adaptée** aux dextros et aux glycémies veineuses pour éviter une décompensation diabétique et l'apparition d'une acidocétose	1	1
• **Prise en charge du choc :**	1	2
- **Continuer le remplissage par macro molécules**	1	0,5
- **Amines de type noradrénaline**	1	0,5
• En urgence : **biantibiothérapie IV :**	2	2
- **Probabiliste et secondairement adaptée à l'antibiogramme**	1+1	0,5*2
- Débutée après les prélèvements sans attendre les résultats		
- **Active sur les BGN, à bonne diffusion urinaire**	0,5+0,5	0,5*2
- **Bactéricide**	1	0,5
- **Synergique**	1	0,5
- Hors contre-indication		
- **C3G : Ceftriaxone**	1	1
- **Aminoside : Gentamycine**	1	1
- **Durée totale de 3 semaines**	1	0,5
- Avec relais per os après 48h d'apyrexie		
• Mesures associées :		
- **Nursing**	1	0,5
- **Héparinothérapie préventive**	1	0,5
- IPP IV pour éviter l'ulcère de stress		
• **Surveillance de l'efficacité et de la tolérance du traitement :**	2	1
- Clinique : **pouls, PA, température**, FR, **diurèse**, douleur, conscience	-	0,5*4
- Para clinique : **NFS, CRP, glycémie, créatininémie, urée,**	-	0,5*4
ionogramme sanguin	-	0,5
- **ECBU** à une et à 4-6 semaines après la fi n du traitement	-	1
	25	

6	Quelles autres complications de cette pathologie connaissez-vous ? (6)	Grille classique	Grille ECN
	• Sepsis sévère, choc septique		
	• **Décès**	1	2
	• **Abcès renal**	1	2
	• **Phlegmon périnéphrétique**	1	1
	• **Pyonéphrose**	1	1
	• **Pyélonéphrite chronique** (tubulopathie interstitielle chronique)	1	-
	• **Pyélonéphrite :**		-
	- **Xanthogranulomateuse**	0,5	-
	- **Emphysémateuse**	0,5	-
		6	

7	Après 24h de traitement sans amélioration un scanner abdominal avec injection de produit de contraste est réalisé. Quelles précautions prenez-vous ? (14)	Grille classique	Grille ECN
	• Discuter l'intérêt de l'examen : **balance bénéfice/risque**	2	3
	• Abscence de **contre-indications** :	0,5	1
	- **Intolérance au produit de contraste iodé**	0,5	0,5
	- **Myélome multiple**	0,5	-
	- **Insuffisance rénale**	0,5	-
	- **Prise d'AINS**	0,5	-
	- **Déshydratation**	0,5	-
	• **Diminuer la quantité d'iode**	0,5	0,5
	• **Bonne hydratation salée et bicarbonatée** : IV 100ml/h 12h avant et 12h après	1	1
	• **Arrêt des biguanides le jour même puis reprise 48h** après si créatininémie normale	2	2PMZ
	• **Pas à jeun** : inutile et dangereux	0,5	-
	• **Arrêt des diurétiques**	1	1
	• **N acétyl cystéine discutée**	1	-
	• **Surveillance :**	1	2
	- **Fonction rénale : urée, créatininémie**	0,5	1
	- **Kaliémie**	0,5	1
	- **Glycémie**	0,5	0,5
	- **Pression artérielle**	0,5	0,5
		14	

8	Finalement la patiente ne s'améliore pas et décède trois jours plus tard. Vous devez rédigez le certificat de décès, quelles informations contient-il ? (19)	Grille classique	Grille ECN
	• Partie supérieure :		
	- **Administration, nominative**	0,5*2	0,5*2
	- **Destinée à l'officier d'état civil qui délivre le permis d'inhumer**	1+1	0,5*2
	- Renseignements :		
	× **Commune du décès**	0,5	0,5
	× **Nom, prénom du défunt**	0,5	1
	× **Age et domicile du défunt**	0,5	1
	× **Date et heure du décès**	0,5	0,5
	× **Mort semble réelle et constante**	0,5	1
	× **Signature, date et cachet**	0,5	1
	- **Obstacles médicolégaux à l'inhumation**	1	1
	- **Obligation de mise en bière immédiate en cercueil simple ou hermétique**	1	1
	- **Obstacle au don du corps**	1	1
	- **Prélèvements en vue de rechercher une cause au décès**	1	1
	- **Port de prosthèses ou de piles**	1	1
	• Partie inférieure :		
	- **Médicale, anonyme,** cachetée par le médecin	0,5*2	0,5*2
	- Destinée au **médecin inspecteur de la DDASS : intérêt**	1+1	0,5*2

épidémiologique, statistique		
- Renseignements :		
× Commune et date de décès		1+1
× **Cause et conditions du décès : différents états morbides**	1+1	1
× **Spécificité de la personne décédée** (antécédents, grossesse en	1	
cours…)		0,5*2
× **Accident du travail, maladie professionnelle**	0,5+0,5	1
× **Mort délictuelle**	1	
	19	

COMMENTAIRES

QUESTIONS	COMMENTAIRES
Général	• La pyélonéphrite aiguë chez une personne âgée avec comorbidités est déjà tombée en 2007
1	• Justification d'un diagnoctic : terrain, anamnèse, argument de fréquence, clinique, para clinique
2	• Devant l'âge de la patiente et ses comorbidités l'hospitalisation ne se discute pas
3	• Bilan infectieux et recherche de complications
4	• Choc septique : spsis grave associé à une hypotension résistante à une expansion volémique bien conduite et/ou nécessitant l'emploi d'agents cardio et/ou vaso-actifs
5	• En cas de signes de gravité : les aminosides sont indispensables • Ne pas oublier la prise en charge de l'état de choc
6	• L'atteinte rénale infectieuse chronique réalise une néphropathie tubulo-interstitielle chronique d'origine microbienne
7	• La balance bénéfice-risque doit toujours être discutée en essayant de remplacer l'examen demandé par un autre non invasif (ne nécessitant pas l'injection de produit de contraste iodé)
8	• La rédaction d'un certificat engage les responsabilités pénale, civile et disciplinaire du médecin

ITEMS ABORDES

TYPE	ITEMS			INTITULES
	PARTIE	MODULE	NUMERO	
Question principale	I	7	93	Infections urinaires de l'enfant et de l'adulte. Leucocyturie
Questions accessoires	I	1	8	Certificats médicaux. Décès et législation.
	I	7	104	Septicémie

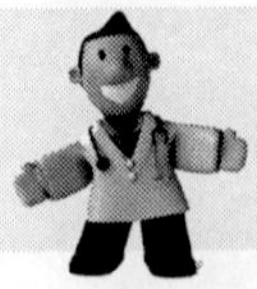

LE + : POUR MIEUX ASSIMILER

FICHE SYNTHESE
(SYNTHESE et POINTS CLES)

- **Phlegmon périnéphrétique : suppuration périnéphrétique**
  - Clinique :
    - × **Syndrome infectieux** avec fièvre, frissons et altération de l'état général
    - × **Douleur lombaire constante, lancinante, intense**
    - × L'examen physique peut découvrir une **masse lombaire douloureuse, une attitude en psoïtis et/ou un érythème avec œdème de la peau en regard**
  - Traitement : drainage généralement par voie chirurgicale associé au traitement antibiotique

- **Pyonéphrose :**
  - Définition : **rétention de pus dans les voies excrétrices, avec infection du parenchyme rénal et des tissus péri-rénaux**
  - Clinique : syndrome infectieux réaliant :
    - × Soit un **tableau aigu avec frissons et fièvre à 40°C**
    - × Soit, le plus souvent, un **tableau de suppuration profonde avec altération de l'état général**
    - × Une **douleur lombaire souvent peu intense** (la douleur est due à la distension de la voie ecrétrice du rein, mais elle s'estompe lorsque le rein peu à peu cesse de fonctionner par destruction du parenchyme rénal)
    - × Un **gros rein, sensible à la palpation**
  - Le traitement associe :
    - × Un traitement médical : antibiothérapie, reanimation hydroélectrolytique
    - × Un traitement chirurgical : drainage de la voie excrétrice (sonde urétérale ou néphrostomie) pendant quelques semaines, avant de réaliser une néphrectomie ou une chirurgie conservatrice en fonction de la valeur fonctionnelle du rein (évaulée notamment par la scintigraphie au DMSA)

Dossier de spécialité N° 26

Problèmes testiculaires chez deux frères

1 Enoncé

Ludovic 14 ans consulte aux urgences pédiatriques accompagné de sa maman pour une douleur testiculaire droite ayant débuté brutalement il y a 1h alors qu'il regardait la télévision.
C'est un jeune homme sportif sans antécédents.

Question 1 :
Décrivez votre interrogatoire pour caractériser cette douleur.

On retrouve une douleur unilatérale droite, violente irradiant vers la région inguinale.
Le signe de Prehn est négatif. Il nous rapporte des épisodes comparables mais de résolution spontanée.
Il n'y a pas d'histoire infectieuse, ni de signes inflammatoires locaux. La BU réalisée est négative.

Question 2 :
Quel est votre hypothèse diagnostique principale ? Quels en sont les principaux diagnostics différentiels ?

Question 3 :
Quels examens complémentaires faites-vous ?

Question 4 :
Quelle est votre prise en charge ?

Question 5 :
Quelle complication pouvant survenir malgré un traitement bien conduit nécessite de prévenir les parents et de revoir l'enfant régulièrement jusqu'à la puberté ?

La maman de Ludovic en profite pour vous parlez du petit frère âgé de 11 mois qu'elle a emmené. Elle a découvert à la toilette une bourse gauche augmentée de volume. Vous suspectez une hydrocèle.

<u>Question 6 :</u>
Rappelez en la définition et ce que l'on retrouve à l'examen clinique.

<u>Question 7 :</u>
Quel traitement mettez-vous en place ?

<u>Question 8 :</u>
La maman s'inquiète car son beau-frère a été opéré d'un cancer du testicule il y a quelques années et se demande si ses garçons ont un risque plus élevé vu ce qui leur arrive à tous les deux.
Que lui répondez-vous ? Rappelez les facteurs de risque de cancer du testicule.

2 Corrigé

LE + : PREMIERE LECTURE, CONSEILS ET ASTUCES

- **Appréciation globale et difficulté du dossier :**
  - Dossier facile qui fait appel à une parfaite connaissance de la torsion du coron spermatique
  - Difficulté : 1/3
  - A classer en 1ère position parmi les 3 dossiers de l'épreuve
- **Zéros et mots clés à inscrire sur le brouillon :**
  - Pédiatrie = accord parental
  - Pédiatrie = carnet de santé
- **Astuces, réflexes et pièges :**
  - Torsion du cordon spermatique = urgence chirurgicale
  - Traitement = détorsion, évaluation de la vitalité, orchidectomie, orchidopexie

GRILLE DE CORRECTION

1	Décrivez votre interrogatoire pour caractériser cette douleur. (14)	Grille classique	Grille ECN
	• Interrogatoire devant une douleur :		
	- **Début** brutal ou progressif	1	1
	- **Circonstances de survenue**	1	1
	- **Antécédents d'épisode identique**	1	1
	- **Mode évolutif**	1	1
	- **Localisation initiale et éventuelles irradiations**	1+1	1+1
	- **Facteurs déclenchants ou aggravants**	1+1	1+1
	- **Type de douleurs :** crampes, brûlures	1	1
	- **Intensité (échelle visuelle analogique)**	1	1
	- **Traitements pris et leur efficacité, position antalgique**	1+1	1+1
	- **Durée**	1	1
	- **Signes associés (T°, troubles du transit…)**	1	1
		14	

2	Quel est votre hypothèse diagnostique principale ? Quels en sont les principaux diagnostics différentiels ? (25)	Grille classique	Grille ECN
	• **Torsion du cordon spermatique droit devant :**	4	4
	- **Terrain : garcon de 14 ans**	0,5+1	1+1
	- **Anamnèse :**	0,5	1
	× **Episodes identiques spontanément résolutifs**	1	1
	× **Douleurs brutale unilateral irrandiant vers la région inguinale,**	1	1
	ayant débuté au repos	1	1
	× **Jeune homme sportif**	1	1
	- **Clinique** :	-	1
	× **Signe de Prehn négatif**	1	1
	× **Pas de signes inflammatoires locaux**	1	1
	× **BU négative**	1	1
	• Diagnostics différentiels ;		
	- **Orchi épididymite**	2	2
	- **Torsion d'hydatide**	2	2
	- **Traumatisme testiculaire**	2	2
	- **Hernie étranglée**	2	2
	- **Nécrose intra tumorale d'un cancer testiculaire**	1	2
	- **Orchite ourlienne**	1	-
	- **Orchite du purpura rhumatoïde**	1	-
	- **Crise de colique néphrétique avec irradiation testiculaire unique**	1	-
		25	

3	Quels examens complémentaires faites-vous ? (5)	Grille classique	Grille ECN
	• **Aucun examen complémentaire ne doit retarder l'intervention chirurgicale**	5	5
		5	

4	Quelle est votre prise en charge ? (18)	Grille classique	Grille ECN
	• **Urgence chirurgicale**	2	2
	• **Avec accord parental**	2PMZ	2
	• **Information des parents du risque d'orchidectomie et de la possibilté**	1+1+1	2+1
	de mise en place d'une prothèse		1
	• **Sous anesthésie générale ou loco régionale**	1	-
	• **Tentative de détorsion manuelle sous anesthésie**	1	1
	• **Détorsion chirurgicale par voie scrotale homolatérale :**	1+1	1+1
	- **Evaluation de la vitalité du testicule**	1	1
	- **Si viable** : recoloration **> conservation du testicule et orchidopexie des deux testicules dans le même temps opératoire**	1+1	1+1
	- Si **non viable** : **orchidectomie du testicule nécrosé avec envoi en**	1+1	1+1
	anatomopathologie, orchidopexie du testicule controlatéral, mise	1+1	1+1
	en place d'une prothèse dans le même temps opératoire	-	1
		18	

5	Quelle complication pouvant survenir malgré un traitement bien conduit nécessite de prévenir les parents et de revoir l'enfant régulièrement jusqu'à la puberté ? (6)	Grille classique	Grille ECN
	• **Atrophie testiculaire**	6	6
		6	

6	Rappelez en la définition et ce que l'on retrouve à l'examen clinique. (8)	Grille classique	Grille ECN
	• Hydrocèle de la vaginale :		
	- **Epanchement liquidien entre les 2 feuillets de la séreuse vaginale.**	3	4
	• A l'examen clinique on retrouve :		
	- Une **tuméfaction indolore souvent de petite taille**	1+1	1+0,5
	- De **volume fluctuant** (plus volumineux et plus tendu le soir)	1	0,5
	- **Epreuve de transillumination : bourse transilluminable** avec visualisation de l'ombre du testicule au pôle postéro-inférieur de la bourse au sein d'un halo coloré.	1+1	1+1
		8	

7	Quel traitement mettez-vous en place ? (6)	Grille classique	Grille ECN
	• **Rassurer les parents**	2	3
	• **Abstention thérapeutique jusqu'à l'âge de 2 ans.**	3	3
	- **Après 2 ans, une fermeture chirurgicale est nécessaire.**	1	-
		6	

8	Que lui répondez-vous ? Rappelez les facteurs de risque de cancer du testicule. (18)	Grille classique	Grille ECN
	• **Rassurer la maman**	3	3
	• **L'hydrocèle et la torsion du cordon spermatique ne sont des facteurs de risqué du cancer du testicule.**	3	3
	• Facteurs de risque :		
	- **Cryptorchidie**	2	3
	- **Antécédent personnel ou familial de cancer du testicule**	2	3
	- **Atrophie testiculaire de toute origine**	2	2
	- **Traumatisme testiculaire**	2	2
	- **Antécédent d'orchite ourlienne**	2	2
	- Autres facteurs de risque discutés :		
	× **Homme caucasien**	0,5	-
	× **Syndrome de Klinefelter**	0,5	-
	× **Prise d'œstrogène par la mère durant la grossesse**	0,5	-
	× **Infection par le VIH**	0,5	-
		11	

COMMENTAIRES

QUESTIONS	COMMENTAIRES
Général	• Dossier de pédiatrie classique sur la torsion du cordon testiculaire
1	• Une douleur doit être décrite de la façon la plus précise possible • EVA (échelle visuelle analogique) n'est âs une abréviation acceptée
2	• Douleur typique de torsion spermatique
3	• En cas de doute diagnotique une échographie testiculaire sera réalisée ne urgence
4	• Le traitement de la récidive est l'orchidopexie du ou des testicules restant
5	• Elle survient dans plus de 60 % dans cas
6	• A cet âge l'hydrocèle est congénitale par perméabilité du canal péritonéo vaginal
7	• Le canal péritonéo vaginal peut se fermer spontanément avant l'âge de 2 ans
8	• Rassurer la maman inquiète

ITEMS ABORDES

TYPE	ITEMS			INTITULES
	PARTIE	MODULE	NUMERO	
Question principale	II	-	272	Pathologie génito-scrotale chez le garçon et chez l'homme
Questions accessoires	I	10	160	Tmueurs du testicule

LE + : POUR MIEUX ASSIMILER

FICHE SYNTHESE
(SYNTHESE et POINTS CLES)

Il existe différents types de torsion testiculaire :

- Torsion du cordon dans sa **portion intra-vaginale+++**
- Torsion du cordon dans sa **portion supra-vaginale**
- Torsion **entre le testicule et l'épididyme**, rare

Ischémie + œdème > nécrose testiculaire

Evolution et pronostic :

- Il faut surveiller le patient pour évaluer l'évolution du testicule
  - **La spermatogénèse est touchée la première**
  - **Ensuite la fonction endocrine peut être altérée**
  - Les testicules retrouvent totalement leur fonction dans :
    - × 100% des cas si la détorsion est réalisée dans les 4 premières heures
    - × 90% des cas si elle est réalisée au-delà de la sixième heure
    - × 50% des cas au-delà de la dixième heure

Dossier de spécialité N° 27

Un écoulement urétral

1 Enonce

M R 25 ans vient vous voir car il se plaint depuis quelques jours de brûlures mictionnelles et d'un écoulement jaunâtre au niveau du gland
Il vous explique qu'il part en vacances la semaine prochaine et qu'il compte bien en profiter donc qu'il faut vite traiter ça.
Il n'a pas d'antécédents et ne prend pas de traitement.

Question 1 :
Que recherchez-vous à l'examen clinique ?

Question 2 :
Quels examens complémentaires demandez-vous ?

Le patient présente un écoulement abondant et purulent ainsi que des brûlures mictionnelles.
On retrouve à l'examen direct des diplocoques, gram négatif, en grains de café.

Question 3 :
Quel est votre diagnostic ?
Quelle est votre prise en charge thérapeutique ?

Question 4 :
Vous le revoyez 5 jours plus tard, il n'a finalement pas bien suivi votre traitement. Il se plaint maintenant d'une bourse gauche augmentée de volume et douloureuse.
Que suspectez-vous que retrouvez-vous à l'examen clinique en faveur de ce diagnostic ?

Question 5 :
Quel bilan complémentaire réalisez-vous ? Réalisez-vous une échographie testiculaire dans ce cas ? Justifiez.
Quel traitement mettez-vous en place ?

Question 6 :
Vous lui parlez des complications s'il ne prend pas son traitement, quelles sont-elles ?

M R revient vous voir 1 an plus tard et se plaint de difficultés pour uriner à type de dysurie.

Question 7 :
Quelles sont les principales causes de dysurie chez l'homme. Ici quelle est votre principale hypothèse diagnostique ?

2 Corrigé

LE + : PREMIERE LECTURE, CONSEILS ET ASTUCES

- **Appréciation globale et difficulté du dossier :**
  - Dossier de difficulté modérée classique sur les urétrites et orchi épididymite
  - Difficulté : 2/3
  - A classer en 2ème position parmi les 3 dossiers de l'épreuve
- **Zéros et mots clés à inscrire sur le brouillon :**
  - Bilan des IST = bilan du ou des partenaires
  - Sérologies VIH 1 et 2 avec accord du patient : médicolégal
  - Education sur les IST
- **Astuces, réflexes et pièges :**
  - Ne pas oublier l'éducation du patient et du partenaire

GRILLE DE CORRECTION

1	Que recherchez-vous à l'examen clinique ? (17)	Grille classique	Grille ECN
	• Interrogatoire :		
	- **Antécédents médico chirurgicaux**	1	-
	- **Antécédents d'IST**	1	2
	- **Mode de survenue** : récent, brutal ou progressif, premier épisode ou récidive/rechute	1	-
	- Intensité de la symptomatologie :		
	× **Syndrome douloureux urétéral**	1	1
	× **Importance et aspect de l'écoulement** (clair ou purulent)	1	2
	× Signes associés : **douleurs testiculaire et pelviennes, atteinte**	1+0,5	1
	pharyngée, anorectale, signes fonctionnels urinaires (dysurie,	0,5+1	1
	pollakiurie, brûlures mictionnelles), **prurit canalaire, arthralgies**	0,5+0,5	-
	- Contexte **: partenaire unique ou multiple, préservatifs, type de**	0,5*3	1+1
	sexualité, rapports oro génitaux	0,5	1
	- **Traitements en cours**, allergies	1	-
	• Examen physique :		

- **Gland et méat : balanite**	1	1
- **Inspection du pharynx systématique, examen anorectal sur point d'appel**	0,5+0,5	1+1
- **Testicules et cordon : orchi épididymite**	1	1
- **Toucher rectal : prostatite**	1	1
- **Condylomes, ulcérations : autres IST**	0,5	1
- Examen général systématique		
- Constantes : **température**	0,5	1
	17	

2 **Quels examens complémentaires demandez-vous ? (16)**	Grille classique	Grille ECN
• Prélèvements bactériologiques avant toute antibiothérapie :		
- **Frottis de l'écoulement : examen direct à l'état frais avec**	1+1	1+1
recherche de gonocoque et trichomonas vaginalis	1+1	0,5+0,5
- **Culture de l'écoulement + antibiogramme**	1+1	1+1
- **Prélèvement endo urétral : mycoplasma génitalum par PCR**	1+1+1	1+1
- **Premier jet d'urine : PCR chlamydiae trachomatis**	1+1+1	1+1
- **+/- Prélèvement pharyngé et ano rectal**	0,5	1
• **Bilan des IST :**	-	2
- **Sérologie VIH 1 et 2 avec accord du patient**	1	1
- **TPHA VDRL**	1	1
- **Sérologie hépatite B**	1	1
• **Bilan du/des partenaire(s)**	0,5	1
	16	

3 **Quel est votre diagnostic ? Quelle est votre prise en charge thérapeutique ? (11)**	Grille classique	Grille ECN
• **Urétrite à gonocoque.**	2	3
• **Traitement ambulatoire**, médicamenteux	0,5	-
• **Traitement minute actif** sur	1	1
- Gonocoque **: C3G ceftraixone** : 250mg IM en dose unique	1	1
- Chlamydiae trachomatis **: Macrolides : Azithromycine** : 1g per os en dose unique	1	1
- Hors contre-indication		
• **Traitement du/des partenaire(s)**	1	1
• **Revenir à J7 : contrôle de la guérison, communication des résultats,** information sur les IST	1+0,5*2	1
• **Rapports sexuels protégés ou abstinence jusqu'à la guérison**	1	1
• **Education sur IST : risques et moyens de prévention**	1	1
• **Vaccination contre VHA et VHB si homosexuel masculin**	0,5	1
	11	

4	Que suspectez-vous que retrouvez-vous à l'examen clinique en faveur de ce diagnostic ? (14)	Grille classique	Grille ECN
	• **Epipidymite gauche probablement à gonocoque secondaire à une urétrite gonococcique non traitée**	5	5
	• A l'interrogatoire :		
	- **Douleurs scrotales** : violentes, pulsatiles, unilatérales, irradiant le long du cordon spermatique	1	1
	- Signes infectieux : **T°à 38,5℃ ou plus**	1	1
	- **Signes fonctionnels urinaires**	1	0,5
	• A l'examen physique :		
	- **Bourse augmentée de volume**	1	1
	- **Signes inflammatoires locaux**	1	1
	- **Palpation de l'épididyme épaissie et douloureuse**	1	1,5
	- Testicule normal, au début on peut avoir un bloc épididymo testiculaire		
	- **Douleur soulagée par le soulèvement de la bourse** (signe de Prehn)	1	1,5
	- **+/- Hydrocèle réactionnelle**	0,5	0,5
	- **Toucher rectal : signes de prostatite possibles**	1	0,5
	- **+/- Abcédation voire fistulisation**	0,5	0,5
		14	

5	Quel bilan complémentaire réalisez-vous ? Réalisez-vous une échographie testiculaire dans ce cas ? Justifiez. Quel traitement mettez-vous en place ? (20)	Grille classique	Grille ECN
	• Bilan complémentaire :		
	- **ECBU avant tout traitement**	1	1
	- **Prélèvements bactériologiques** déjà effectués, les faire chez le/les partenaire(s) si pas faits	0,5	-
	- **NFS** : possible hyperleucocytose à polynucléaires neutrophiles	0,5	-
	- **Hémocultures si T°> ou égale à 38,5℃ et si hospit alisation**	1	1
	- **Bilan des IST si non réalisé**	0,5	1
	- **Non,** on ne réalise pas d'échographie scrotale car :	2	2
	× **Pas d'abcès**	1	1
	× **Pas de doute diagnostique avec un cancer du testicule**	1	1
	• Traitement ambulatoire possible :		
	- **Repos au lit**	0,5	-
	- **Suspensoir ou slip serré**	1	1
	- **Antibiothérapie à bonne pénétration épididymaire, per os**	1+0,5*2	2+0,5*2
	- **Probabiliste, secondairement adaptée aux résultats de l'antibiogramme**	0,5+0,5	0,5*2
	- Active sur gonocoque : **C3G, Ceftriaxone** : 250mg IM traitement minute	1	1
	- Et sur **chlamydiae trachomatis : Ofloxacine** 200mg 2 fois par jour per os ou Doxycycline : 100mg 2 fois par jour per os	1	1

- **Pendant 21 jours**	1	1
- **Traitement du/des partenaire(s)**	1	1
- AINS +/- antalgiques +/- antispasmodiques		
- **Pas de rapports sexuels pendant 3 semaines** (douleurs)	1	1
- **Arrêt de travail de 2-3 semaines**	1	1
- **Surveillance de la tolérance et de l'efficacité du traitement : revoir le patient à J7**	0,5+0,5	1
- **Reprendre l'éducation du patient et du/des partenaire(s)**	1	1
	20	

6	**Vous lui parlez des complications s'il ne prend pas son traitement, quelles sont-elles ? (4)**	Grille classique	Grille ECN
•	**Abcès testiculaire**	1	2
•	**Epididymite chronique**	1	2
•	**Hypofertilité voire stérilité secondaire**	0,5+0,5	-
•	**Prostatite aiguë, chronique**	1	-
		4	

7	**Quelles sont les principales causes de dysurie chez l'homme. Ici quelle est votre principale hypothèse diagnostique ? (18)**	Grille classique	Grille ECN
•	Principales causes de dysurie chez l'homme :		
	- **Obstruction physique à l'évacuation vésicale** :	2	2
	× **Caillotage vésical**	0,5	1
	× **Tumeur vésicale développée près du col vésical**	0,5	1
	× **Calcul vésical enclavé dans le col**	0,5	-
	× **Corps étranger dans l'urètre**	0,5	-
	× Maladie du col vésical		
	- **Causes neurologiques** :	2	2
	× Centrales : **traumatisme médullaire**, compression médullaire,	0,5	1
	sclérose en plaques, maladie de Parkinson	0,5	1
	× Périphériques : **diabète, éthylisme chronique, lésion chirurgicale après chirurgie pelvienne**	0,5*3	1*3
	- **Causes fonctionnelles** :	2	2
	× Vessie "claquée" après distention vésicale		
	× Dysurie réflexe secondaire à une pathologie ano rectale (hémorroïdes, fécalomes)		
	- **Iatrogènes** :	2	1
	× **Parasympatholytiques** : diminuent la contraction du détrusor	0,5	-
	× **α bloquants** fermant le col vésical et l'urètre sous vésical	0,5	-
	- **Affections prostatiques** (adénome, cancer, prostatite aiguë)	2	1
	- **Sténose de l'urètre** (post infectieuse, traumatisme, iatrogène, tumorale)	1	1
•	Ici, probable **sténose de l'urètre post infectieuse**	1,5	2
	- Prise en charge chirurgicale		
		18	

COMMENTAIRES

QUESTIONS	COMMENTAIRES
Général	• Cet item n'est pas encore tombé mais les infections sexuellement transmissibles ont déjà été traitées dans des dossiers sur le VIH et la syphilis
1	• On peut retrouver des urétrites chez l'homme et chez la femme mais chez cette dernière elles sont le plus souvent asymptomatiques
2	• Penser au partenaire
3	• Dans une urétrite chez l'homme, toujours traiter gonocoque et chlamydiae trachomatis
4	• L'épididimyte peut être due à des germes sexuellement transmissibles, des germes urinaires non spécifiques, ou encore secondaire aux infections généralisées
5	• Dans les IST l'éducation du patient est primordiale et doit être réitérée
6	• En cas d'abcès ou d'épididymite chronique le traitement sera chirurgical
7	• Les étiologies des dysuries sont les mêmes que celle de les rétentions d'urine

ITEMS ABORDES

TYPE	ITEMS			INTITULES
	PARTIE	MODULE	NUMERO	
Question principale	I	7	89	Infections génitales de l'homme. Ecoulement urétral
Questions accessoires	II	-	272	Pathologie génito-srotale de l'enfant et de l'adulte
	III	-	341	Troubles de la miction

Le + : POUR MIEUX ASSIMILER

FICHE SYNTHESE
(SYNTHESE et POINTS CLES)

- L'épididymite atteint surtout **l'adulte jeune**, parfois l'adolescent. Elle est **exceptionnelle chez l'enfant** et doit faire rechercher l'abouchement ectopique d'un uretère on d'un canal déférent.
- **La contamination de l'épiddidyme se fait surtout par voie rétrograde**, mais aussi par voie lymphatique ou vasculaire.
- On distingue deux tableaux :
  - **L'épididimyte de l'adulte jeune** : un **bilan d'infection sexuellement transmissible** doit être réalisé
  - **L'épididimyte du sujtet âgé : une obstruction cervico-prostatique doit être recherchée.** Les germes sont souvent des BGN
- Examens cmplémentaires :
  - ECBU, hémocultures, NFS, CRP, +/- bilan d'IST
- Examens radiologiques :
  - Pas en urgence
  - A distance : débimétrie + échographie vésicale post-mictionnelle, +/- UIV/endoscopie vésicale
- Traitement :
  - Antibiothérapie (Oflocet + Aminosides), AINS, repos + traitement symptomatique

Dossier de spécialité N° 28

Les conséquences du tabac

1 Enoncé

Vous suivez Mme D 66 ans pour une tumeur vésicale superficielle T1 diagnostiquée il y a trois ans. Elle a été traitée par instillations endovésicales de mitomycine C bien tolérées.
Elle revient vous voir pour sa consultation systématique de surveillance.
Elle a arrêté de fumer dès le diagnostic posé. Elle n'avait pas d'autres facteurs de risque de cancer de la vessie.
Actuellement elle est en bon état général malgré une petite fatigue depuis quelques semaines. Elle ne se plaint d'aucun signe fonctionnel urinaire et n'a pas retrouvé de sang dans ses urines ce qui la rassure.

Question 1 :
Comment avez-vous fait le diagnostic de cancer vésical ?

Question 2 :
Quelle surveillance pratiquez-vous ?

Question 3 :
Malheureusement au cours de la surveillance vous découvrez que la tumeur a évolué sous forme d'une tumeur infiltrante T3.
Quel traitement mettez-vous en œuvre ?

Question 4 :
Quels sont les critères d'un traitement par radiothérapie dans les cancers de la vessie ?

Question 5 :
Quel est le principal risque évolutif d'une tumeur superficielle et d'une tumeur infiltrante ?

Question 6 :

Quelle est la forme anatomopathologique la plus fréquente dans les cancers de vessie ?

Question 7 :

La patiente vous demande quelles sont les autres complications du tabac aux quelles elle est exposée ?

Question 8 :

Rappelez le mécanisme carcinogène du tabac.
Quels autres carcinogènes connaissez-vous ?

2 Corrigé

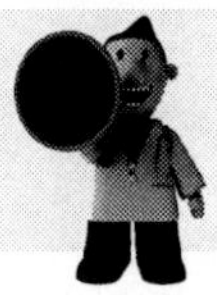

LE + : PREMIERE LECTURE, CONSEILS ET ASTUCES

- **Appréciation globale et difficulté du dossier :**
  - Dossier de difficulté modérée
  - Difficulté : 2/3
  - A classer en 3ème position parmi les 3 dossiers de l'épreuve
- **Zéros et mots clés à inscrire sur le brouillon :**
  - Cancérologie = RCP
  - Cancérologie = schéma daté et signé
  - Envoi en anatomopathologie
- **Astuces, réflexes et pièges :**
  - Penser au curage ganglionnaire dans les chirurgies carcinologiques
  - Surveillance d'un cancer = A VIE

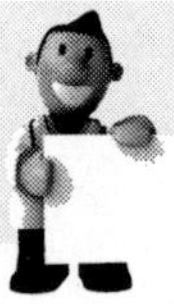

GRILLE DE CORRECTION

1 Comment avez-vous fait le diagnostic de cancer vésical ? (17)	Grille classique	Grille ECN
• Après **information** du patient	1	2
• **Cystographie diagnostique :**	3	1
• **Sous anesthésie générale** au bloc opératoire	1	1
• **Après bilan pré opératoire et consultation d'anesthésie**	1+1	1+1
• Examen macroscopique avec **schéma daté et signé**	1	2
• **Biopsies des lésions, résection endoscopique et** biopsies sur muqueuse saine	1+1	1+1
• **Envoie en anatomopathologie**	2PMZ	3
• **En l'absence de troubles de l'hémostase et arrêt des traitements anticoagulants**	2	2
• **Après ECBU négatif**	2	2
• **En dehors de la période hématurique**	0,5	-
• **+/- Prévention de l'endocardite si besoin**	0,5	-
	17	

2	Quelle surveillance pratiquez-vous ? (16)	Grille classique	Grille ECN
•	**A vie**	2	3
•	**Tolérance et efficacité** du traitement	0,5+0,5	-
•	**Rythme :**	1	1
	- 3 fois par an la première année		
	- Tous les 6 mois pendant 2 ans		
	- Puis tous les 5 ans		
•	**Clinique** :	1	2
	- **Etat général**	1	0,5
	- **Signes fonctionnels urinaires**	1	0,5
	- **Aires ganglionnaires**	1	1
	- **Touchers pelviens**	1	1
•	**Para clinique** :	1	2
	- **Cytologie urinaire**	2	1
	- **Echographie vésicale**	2	2
	- **Endoscopie sous anesthésie générale**	2	2
		16	

3	Quel traitement mettez-vous en œuvre ? (16)	Grille classique	Grille ECN
•	**Après reunion de concertation pluridisciplinaire**	3	3
•	**Après informations et avis du patient**	2	2
•	**Traitement chirurgical curatif** :	2	2
	- Chirurgie carcinologique : **cystectomie radical :**	1	1
	× Réservoir vésical, entourage cellulo-graisseux, pelvectomie antérieure chez la femme		
	× **Curage ganglionnaire ilio-obturateur bilatéral**	1	1
	- **Derivation urinaire après cystectomie**	1	1
	- **Envoi en anatomopathologie**	2	2
•	**Surveillance clinique et paraclinique de la tolérance et l'efficacité du traitement**	2	-
•	**Soutien psychologique, association de malades**	0,5+0,5	1+1
•	**ALD 30, prise en charge à 100%**	0,5+0,5	1+1
		16	

4	Quels sont les critères d'un traitement par radiothérapie dans les cancers de la vessie ? (10)	Grille classique	Grille ECN
•	**Résection tumorale complete**	2	2
•	**Lésion unifocale de petite taille**	2	2
•	**Absence d'urétéro-hydronéphrose**	2	2
•	**Absence de carcinome in situ**	2	2
•	**Vessie fonctionnelle**	2	2
		10	

5	Quel est le principal risque évolutif d'une tumeur superficielle et d'une tumeur infiltrante ? (6)	Grille classique	Grille ECN
	• Risque principal d'une tumeur superficielle :		
	- **Récidive locale notamment sous forme infiltrante**	3	3
	• Risqué principal d'une tumeur infiltrante :		
	- **Métastases à distance et décès par cancer généralisé**	3	3
		6	

6	Quelle est la forme anatomopathologique la plus fréquente dans les cancers de vessie ? (6)	Grille classique	Grille ECN
	• **Carcinome à cellules transitionnelles** : 90% des cas	6	6
		6	

7	La patiente vous demande quelles sont les autres complications du tabac aux quelles la population est exposée ? (14)	Grille classique	Grille ECN
	• **Complications somatiques** :	2	3
	- Oncologiques **: cancers broncho-pulmonaire, des voies aéro-digestives**, de l'oesophage, de la vessie	0,5+0,5	1
	- Respiratoires : **bronchite chronique, emphysème, BPCO, insuffisance respiratoire chronique**	0,5+0,5+0,5 0,5	1 -
	- Cardiovasculaires : **HTA, cardiopathies hypertensives, artériopathie oblitérante des membres inférieurs, insuffisance coronarienne**	0,5+0,5 0,5+0,5	1 -
	- **Dermatologique** : sécheresse cutanée, vieillissement précoce de l'épiderme, coloration des ongles	0,5	1
	- **Gynéco-obstétriques** : diminution de la fécondité, GEU, avortements précoces, accouchement prématuré, retard de croissance intra utérin, placenta prævia, HRP, mort fœtale in utéro, mort subite du nourrisson	0,5	1
	• **Syndrome de sevrage** :	2	3
	- **Irritabilité, agressivité**, frustration	0,5+0,5	1
	- **Anxiété**	0,5	1
	- **Difficulties de concentration**	0,5	-
	- **Diminution des performances intellectuelles**	0,5	-
	- **Troubles de l'humeur**, humeur depressive	0,5	1
	- **Augmentation de l'appétit**	0,5	-
	- **Envie impérieuse de tabac**	0,5	-
		14	

8	Rappelez le mécanisme carcinogène du tabac. Quels autres carcinogènes connaissez-vous ? (15)	Grille classique	Grille ECN
	• Effet carcinogène du tabac :		
	- Par **les hydrocarbures, le goudron et les nitrosamines** qui sont cancérigènes	1+1+1	1+1+1
	- **Le goudron entraine des anomalies sur le gène p53**	1	1
	- **Plus un rôle par irritation chronique sur les muqueuses**	1	1
	• Autres carcinogènes :		
	- **Nutrition**	1	2
	- **Alcool**	1	2
	- **Agents chimiques** (amiante, poussière de bois)	1	1
	- **Exposition professionnelle**	1	1
	- **Facteurs géographiques**	1	0,5
	- **Pollution**	1	1
	- **Iatrogène**, chimiothérapie, hormones sexuelles	1	0,5
	- **Immunodépression**	1	0,5
	- **Vie sexuelle (HPV)**	1	0,5
	- **Infection** : HTLV1, HIV, VHC, VHB, EBV	1	1
		15	

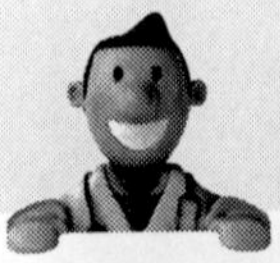

COMMENTAIRES

QUESTIONS	COMMENTAIRES
Général	• Dossier transversal avec des questions à bien connaître concernant l'impact du tabac et son rôle carcinogène.
1	• Avant tout geste, penser à rechercher et arrêter les anticoagulants, antiagrégants
2	• Surveillance = rythme+clinique+para clinique
3	• Dans tous les cas, il faut supprimer le facteur favorisant s'il existe : tabac, epxosition professionnelle
4	• La radiothérapie peut être exclusive, néoadjuvante ou adjuvante
5	• 75 % des tumeurs de la vessie se révèlent sur un mode superficiel, 20 % sur un mode infiltrant et 5 % sur un mode métatstatique
6	• Les autres formes sont les carcinomes à cellules squameuses (6%), les adénocarcinomes (2%), les carcinomes indifférenciés (<1%)
7	• Les complications cardiovasculaires et oncologiques sont toujours à rechercher chez un patient fumeur = bilan du terrain
8	• Le rôle carcinogène de l'acool n'est pas encore bien démontré, il intervient dans la phase de promotion tumorale. Il a sûrement un rôle propre mais il est surtout potentialisateur des autres agents carcinogènes, notamment le tabac

ITEMS ABORDES

TYPE	ITEMS			INTITULES
	PARTIE	MODULE	NUMERO	
Question principale	I	10	160bis	Tumeurs de vessie
Questions accessoires	I	10	139	Facteurs de risque, prévention et dépistage des cancers
	I	3	45	Addiction conduites dopantes : épidémiologie, prévention, dépistage.

LE + : POUR MIEUX ASSIMILER

FICHE SYNTHESE
(SYNTHESE et POINTS CLES)

Les tumeurs de vessie se développent préférentiellement là où l'urine (contenant les facteurs de carcinogenèse) tagne : trigone, diverticule...

L'extension des tumeurs de vessie se fait :

- **Localement :**
  - Atteinte vésicale à distance de la lesion initiale
  - **Infiltration en profondeur** de la paroi puis de la graisse péri-vésicale
- **Régionalement** : atteinte du rectum, de la prostate, du vagin, de l'utérus
- **A distance** :
  - **Par dissémination lymphatique** : chaîne ganglionnaire iliaque externe surtout, chaîne hypogastrique et chaîne présacrée
  - **Par dissémination hématogène**
- Les métastases touchent par ordre décroissant : les ganglions pelviens, le poumon, l'os, le foie

- Les tumeurs de vessie sont définies par :
  - **Leur aspect macroscopique**
  - **Leur stade d'envahissement pariétal**
  - **Leur grade cytologique**

Consensus

Dossier de spécialité N° 29

Récidive de douleurs lombaires à 33 ans

1 Enoncé

Mme L 33 ans consulte aux urgences pour douleur lombaire ayant débuté brutalement en milieu d'après-midi.

La douleur est latéralisée à droite irradiant vers le pubis. Elle est intense, non soulagée par la prise de paracétamol. La patiente ne trouve aucune position antalgique. Elle présente des nausées sans autre trouble du transit.

Elle a deux enfants en bonne santé.

Elle ne prend pas de médicament à part une contraception oestro-progestative et a eu ses dernières règles normalement.

Elle nous informe avoir déjà fait un épisode similaire, on lui aurait parlé de calculs urinaires mais n'a jamais fait le bilan prescrit à l'époque.

Question 1 :
Quel est votre diagnostic ?
Quelles en sont les différentes causes et quelle est celle à évoquer ici ?

Question 2 :
Quelles sont les trois urgences médico-chirurgicales à éliminer ?

Question 3 :
Aucune des trois situations n'étant présente, quel est votre bilan complémentaire aux urgences ?

Question 4 :
Vous recevez l'examen suivant, décrivez-le.

Question 5 :
Quel est votre traitement ?

Question 6 :
Quels conseils donnez-vous à la patiente qui s'inquiète du risque de récidives ?

Question 7 :
Quel bilan doit être réalisé à distance ?

Vous retrouvez dans votre bilan :
- **Calcémie = 2,98 (2-2,6)**
- **Albuminémie = 38g/L**
- **Calciurie = 10mmol/24h (N = 2,5-7)**
- **Phosphorémie = 0,53mmol/L (N = 0,9-1,4)**
- **PTH 1-84 très augmentée**

Question 8 :
Quel diagnostic étiologique suspectez-vous ?
Quel bilan paraclinique réalisez-vous ? Qu'en attendez-vous ?

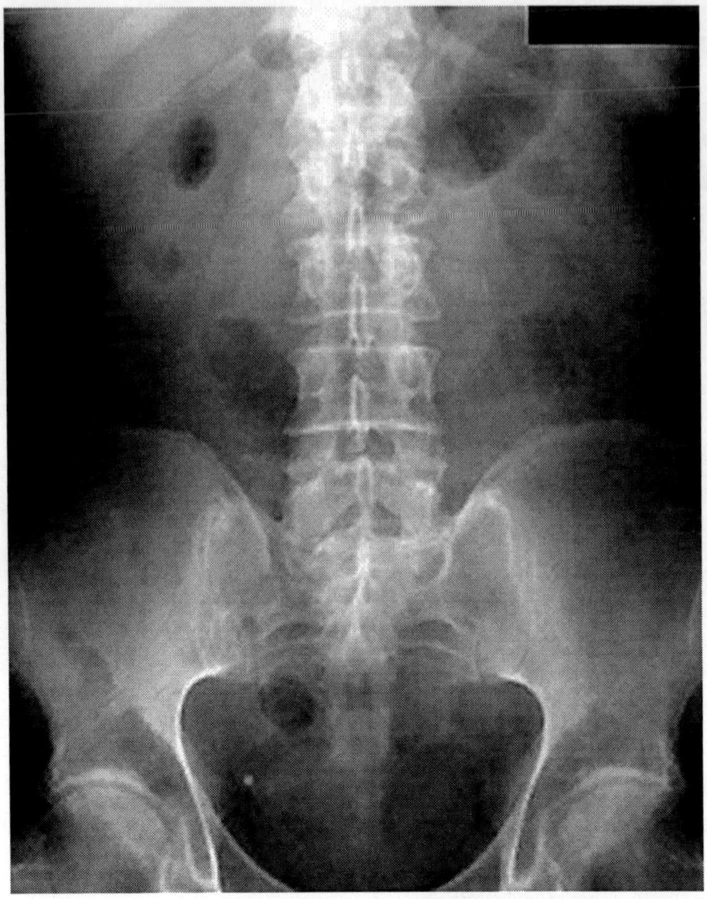

2 Corrigé

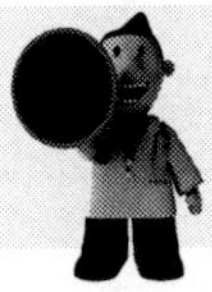

LE + : PREMIERE LECTURE, CONSEILS ET ASTUCES

- **Appréciation globale et difficulté du dossier :**
  - Dossier d'une difficulté modérée, transversal entre prise en charge d'une colique néphrétique et d'une hyperparathyroïdie symptomatique avec hypercalcémie
  - Difficulté : 2/3
  - A classer en 2ème position parmi les 3 dossiers de l'épreuve
- **Zéros et mots clés à inscrire sur le brouillon :**
  - Femme jeune = βhCG
  - Hypercalcémie = ECG en urgence
- **Astuces, réflexes et pièges :**
  - Devant une douleur abdominale chez la femme éliminer une caxuqe gynécologique

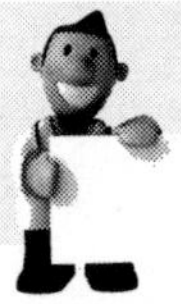

GRILLE DE CORRECTION

1	**Quel est votre diagnostic sans le justifier ? Quelles en sont les différentes causes et quelle est celle à évoquer ici ? (13)**	**Grille classique**	**Grille ECN**
	• **Second épisode de colique néphrétique droite.**	**3**	**3**
	• Causes intrinsèques :		
	- **Caclul urinaire urétéral**	**1**	**1**
	- **Caillot**	**1**	**1**
	- **Nécrose papillaire**	**1**	**1**
	- **Sténose urétérale (tuberculose, bilharziose, radiothérapie...)**	**1**	**1**
	- **Tumeur des voies excrétrices**	**1**	**1**
	- **Syndrome de jonction pyélo-urétérale**	**1**	**1**
	• Causes extrinsèques :		
	- **Adénopathies lombaires**	**1**	**0,5**
	- **Carcinose ou fibrose péritonéale**	**0,5+0,5**	**0,5*2**
	- **Tumeur du petit bassin**	**1**	**1**
	• Ici **calcul urétéral** d'après l'antécédent de premier épisode de colique néphrétique	**1**	**1,5**
		13	

2	Quelles sont les trois urgences médico-chirurgicales à éliminer ? (6)	Grille classique	Grille ECN
	• Colique néphrétique **fébrile** : pyélonéphrite sur obstacle	2	2
	• Colique néphrétique **hyperalgique**, résistante au traitement antalgique bien conduit	2	2
	• Colique néphrétique **anurique**	2	2
		6	

3	Aucun des trois situations n'étant présente, quel est votre bilan complémentaire aux urgences ? (6)	Grille classique	Grille ECN
	• Biologiques :		
	- **BU +/- ECBU**	1	0,5
	- **Urée, créatininémie** : retentissement renal	1	1
	- **βhCG au moindre doute**	1	0,5
	• Imagerie :		
	- **ASP de face en décubitus dorsal**	1	1
	- **Echographie rénale et des voies urinaires bilatérale et comparative**	2	2
		6	

4	Vous recevez l'examen suivant, décrivez-le. (5)	Grille classique	Grille ECN
	• Cilché **d'abdomen sans préparation** de face :	1	-
	• Visualisation d'une **opacité de tonalité calcique infracentimétrique dans l'uretère pelvien droit**	1 1	2 1
	• Conclusion : **calcul urétéral droit compatible avec le diagnostic de colique néphrétique droite**	2	2
		5	

5	Quel est votre traitement ? (19)	Grille classique	Grille ECN
	• **En urgence**	1	1
	• **Traitement ambulatoire débuté aux urgences**	1	-
	• Traitement médicamenteux :		
	• Mise en conditions :		
	- **Repos au lit**	0,5	-
	- **Pose d'une VVP**	0,5	-
	• Traitement symptomatique :		
	- Hors contre-indications :		
	- **AINS : Profénid 100mg 3 fois par jour**	1+1	2+1
	- **Antalgiques selon les paliers de l'OMS, adatptés à l'échelle**	1+1	2+1

visuelle analogique :		
× Palier 1 : **Paracétamol IV, Perfalgan 1g 4 fois par jour**	**1+1**	**1+1**
× Palier 3 : **titration morphinique par Chlorydrate de Morphine** à dose initiale de 0,1mg/kg	**1**	**2**
× Pas d'efficacité prouvée des antispasmodiques		
• Mesures associées :		
- **Hydratation adaptée** pour éviter la déshdratation et ne pas induire une cure de diurèse	**0,5**	**1**
- **Vessie de glace**	**0,5**	**-**
• **Surveillance** de l'efficacité et de la tolérance du traitement	**1**	**1**
• **Dès sédation de la douleur, traitement per os à domicile :**	**1**	**0,5**
- **Biprofénid : 150mg 2 fois par jour**	**1**	**1**
- **Antalgiques adaptés à la douleur, àl'échelle visuelle analogique**	**1**	**1**
• Education de la patiente :		
- **Poursuivre le traitement prescrit et ne pas modifier les doses**	**1**	**1**
- **Tamiser les urines**	**1**	**1**
- **Boire normalement en répartissant les prises au cours de la journée**	**0,5**	**0,5**
- **Mesurez la température tous les matins**	**1**	**0,5**
- **Consultez en urgence si** : fièvre vérifiée à 38℃ ou plus, frissons, vomissements, réapparition ou modification de la douleur, malaise, urines rouges, pas d'urines pendant 24h	**0,5**	**0,5**
	19	

6	Quels conseils donnez-vous à la patiente qui s'inquiète du risque de récidives ? (9)	Grille classique	Grille ECN
	• **Information claire, loyale et appropiée**	**0,5**	**-**
	• **Rassurer la patiente**	**0,5**	**-**
	• Récidives :		
	- **Dans les 5ans : 40-60%**	**1**	**2**
	- **Dans les 10ans : 60-80%**	**1**	**2**
	• Règles hygiéno diététiques : fondamentales pour diminuer les récidives :		
	- **2,5 à 3L par jour répartis sur la journée**	**1**	**1**
	- **Protéines : 1g/Kg de poids/j (<1,2 g/j)**	**1**	**1**
	- **Augmentation des fibres alimentaires**	**1**	**0,5**
	- **Limiter les apports en sel (<5g/j)**	**1**	**1**
	- **Normalisation des apports en calcium, à adaptée à l'eau consommée**	**1**	**1**
	- **Perte de poids si surpoids**	**1**	**0,5**
	- Eviter les apports riches en oxalate.		
		9	

7	Quel bilan doit être réalisé à distance ? (20)	Grille classique	Grille ECN
	• **Analyse spectrophotométrique à l'infra rouge du calcul**	2	3
	• Bilan sanguin :		
	- **Créatininémie, urée**	1	0,5
	- **Ionogramme sanguin**	1	0,5
	- **Bilan phospho-calcique**	1	1
	- **Protidémie**	1	1
	- **Uricémie**	1	1
	- **Glycémie**	1	0,5
	- **PTH**	1	1
	• Bilan urinaire :		
	- Le matin au réveil :		
	× **pH métrie**	0,5	1
	× **BU+/-ECBU**	0,5	0,5
	× **Densité urinaire**	0,5	1
	× **Crsitallurie**	0,5	1
	- Bilan sur 24h :		
	× **Créatininurie, urée urinaire**	1	1
	× **Calciurie, phosphaturie**	1	1
	× **Inogramme urinaire**	1	1
	× **Oxalurie**	0,5	0,5
	× **Uraturie**	0,5	0,5
	× **Protéinurie**	1	1
	× **Citraturie**	0,5	0,5
	× **Magnésurie**	0,5	0,5
	• Imagerie :		
	- **ASP + échographie rénale**	1	1
	- **Uroscanner**	1	1
	- **UIV**	1	-
		20	

8	Quel diagnostic étiologique suspectez-vous ? Quel bilan paraclinique réalisez-vous ? Qu'en attendez-vous ? (22)	Grille classique	Grille ECN
	• **Hyperparathyroïdie primaire symptomatique**	3	3
	• Bilan du retentissement, des complications :		
	- **ECG : signes d'ypercalcémie**	1+1PMZ	1+1
	× **Troubles de la conduction** : allongement du PR	1	1
	× **Troubles du rythme :** tachycardie	1	1
	× **Troubles de la repolarisation** : aplatissement des ondes T, raccourcissement du QT	1	1
	- **Echographie rénale** : calculs, **néphrocalcinose**	1+0,5	1+0,5
	- **ASP** : **calcifications pancréatiques**	1+0,5	1+0,5
	- **BU, ECBU, protéinurie des 24h, sédiment urinaire : néphropathie débutante**	0,5*4+1	0,5*4+1
	- **Osétodensitométrie : ostéopénie, ostéoporose**	1+0,5*2	1+0,5*2

- **Radiographies des articulations douloureuses**	1	1
• Bilan pour faire le **diagnostic positif** : - **Echographie des parathyroïdes** - **Scintigraphie au MIBI** - **TDM cervico-thoracique**	2 1 1 1	2 1 1 1
	22	

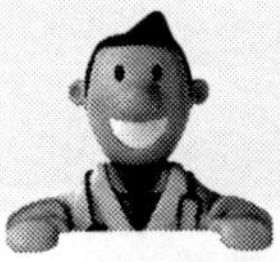

COMMENTAIRES

QUESTIONS	COMMENTAIRES
Général	• Type de dossier très probable de tomber sachant qu'un dossier de colique néphrétique est sorti en 2009 et qu'un dossier d'hyperparathyroïdie en 2008
1	• Toujours classer ses réponses dans un souci de clarté : causes intrinsèques et extrinsèques
2	• Devant une colique néphrétique : BU, température, SFU, diurèse, douleur
3	• L'échographie recherche : - Retentissement de l'obstruction sur le rein - Dilatation des cavités pyélocalicielles - Valeur fonctionnelle des deux reins, épaisseurs du parenchyme - Nombre et localisation des calculs
4	• Examen d'imagerie : intitué de l'examen, description, conclusion
5	• Traitement d'une colique néprétique : traitement ANTALGIQUE • Conseils à donner à la patiente au retour à domicile
6	• La récidive peut être due : - A la persistance d'une maladie métabolique - A la persistance d'une malformation urologique congénitale ou acquise - A la persistance, ou la récidive, d'une infection urinaire à germe uréasique
7	• Le bilan métabolique est indispensable pour le traitement spécifique de la colique népgrétique et éviter les récidives
8	• Diagnostics positif, étiologique, différentiel, associé, de gravité

ITEMS ABORDES

TYPE	ITEMS			INTITULES
	PARTIE	MODULE	NUMERO	
Question principale	II	-	259	Lithiase urinaire
Questions accessoires	III	-	319	Hypercalcémie

LE + : POUR MIEUX ASSIMILER

FICHE SYNTHESE
(SYNTHESE et POINTS CLES)

L'hyperparathyroïdie primaire et les pathologies malignes représentent 90% des hypercalcémies

- Les causes d'hypercalcémie à connaître sont :
  - **Tumorales :**
    - × Syndrome paranéoplasique : cancer du rein, cancer bronchique à petites cellules, cancer ORL
    - × Par métastases : cancer du poumon, prostate, rein, sein, thyroïde
    - × Myélome multiple des os
  - **Hyperparathyroïdie primaire**
  - **Iatrogène :** vitamine A, vitamine D, calcium, lithium, diurétique thiazidique
  - **Pathologies endocriniennes** : hyperthyroïdie, insuffisance surrénales, acromégalie, phéochromocytome
  - **Les granulomatoses** dont la sarcoïdose
  - Plus rares : maladie de Paget chez le sujet âgé, les immobilisations prolongées, l'hypercalcémie familiale bénigne

FICHE CONSENSUS (CONFERENCES DE CONSENSUS et RECOMMANDATIONS)	
HAS	**Crise de olique néphrétique simple Association française d'urologie, 2004**

- Prise en charge de base à proposer quelle que soit la forme clinique :
- **Hospitalisation, voie veineuse périphérique** : NaCl 500 mL/24h ;
- **Antalgiques : niveau I ou II**. En IV si nausées ;
- **AINS** (sauf insuffisance rénale) : en IVSE de préférance ;
- **+/- Antispasmodique** : Spasfon 4 ampoules par jour ;
- Le **traitement en ambulatoire** est également possible en fonction du souhait du patient et de sa compliance au traitement ;
- **Tamisage des urines systtématique.**

Dossier de spécialité N° 30

Une infection urinaire tenace

1 Enoncé

Vous recevez en consultation Mme V âgée de 62 ans qui se plaint depuis hier de brûlures mictionnelles et d'aller très souvent uriner avec des urines troubles.
Elle est apyrétique.
Cette patiente est en très bon état général et très active.

Question 1 :
Quel est votre diagnostic ? Justifiez. Que recherchez-vous d'autre à l'examen clinique ?

Question 2 :
Un ECBU est-il indiqué dans ce contexte ? Quelles sont ses autres indications ? Rappelez les conditions de réalisation d'un ECBU.

Question 3 :
Quel traitement instaurez-vous ?

Mme V revient un an plus tard déconcertée car cela fait son cinquième épisode en un an. Cela lui gâche vraiment la vie.

Question 4 :
Quel sont votre diagnostic et votre examen clinique ?

Question 5 :
Vous retrouvez un prolapsus vésical stade II. Quels sont les facteurs de risque de prolapsus à rechercher ?

Question 6 :
Demandez-vous des examens complémentaires ? Si oui, lesquels et pourquoi ?

Question 7 :
Quel traitement mettez-vous en œuvre ?

2 Corrigé

LE + : PREMIERE LECTURE, CONSEILS ET ASTUCES

- **Appréciation globale et difficulté du dossier :**
  - Dossier facile sur la prise en charge d'un prolapsus à l'origine de cystites récidivantes
  - Difficulté : 1/3
  - A classer en 1ème position parmi les 3 dossiers de l'épreuve
- **Zéros et mots clés à inscrire sur le brouillon :**
  - Cystite récidivante = rechercher **un facteur favorisant**
  - Rechercher des signes d'infection urinaire haute, de **pyélonéphrite**
- **Astuces, réflexes et pièges :**
  - Cystite = règles hygiénodiététiques

GRILLE DE CORRECTION

1	**Quel est votre diagnostic ? Justifiez. Que recherchez-vous d'autre à l'examen clinique ? (15)**	**Grille classique**	**Grille ECN**
	• Une **infection urinaire basse ou cystite non compliquée** devant :	**3**	**2**
	- Le terrain : **femme de 62 ans**	**1**	**1**
	- L'anamnèse :		
	× **Brûlures mictionnelles**	**1**	**1**
	× **Pollakiurie**	**1**	**1**
	× **Urines troubles**	**1**	**1**
	- **Argument de fréquence**	**1**	**1**
	- La clinique : **apyrexie**	**1**	**1**
	• Interrogatoire :		
	- **Antécédents uro-génitaux**	**1**	**-**
	- Manœuvres endo-urétrales		
	- Frissons		
	- **Autres signes fonctionnels urinaires : dysurie, impériosités**	**1**	**1**
	- **Douleurs lombaires**	**1**	**2**
	• Examen physique :		

- **Palpation et percussion des fosses lombaires** - **Examen gynécologique** - **Examen abdominal** - Constantes : température	1 1 1	1 2 1
	15	

2 — Un ECBU est-il indiqué dans ce contexte ? Quelles sont ses autres indications ? Rappelez les conditions de réalisation d'un ECBU. (17)	Grille classique	Grille ECN
• **Non on ne réalise pas d'ECBU devant une cystite chez une femme de moins de 65 ans**	1+1	1+1
• Indications de réalisation d'un ECBU :		
- **Femme de plus de 65 ans avec comorbidités**	0,5	1
- **Femme enceinte**	0,5	1
- **Diabète**	0,5	1
- **Immunodépression**	0,5	0,5
- **Anomalie urologique suspectée ou connue**	0,5	0,5
- **Hématurie macroscopique**	0,5	0,5
- **Persistance ou réapparition des symptômes d'infection urinaire basse**	0,5	0,5
- **Fièvre ou douleurs lombaires, évoquant une pyélonéphrite associée**	0,5	0,5
- **Traitement antibiotique datant de moins de 2 semaines**	0,5	0,5
- **Hospitalisation datant de moins de 2 semaines**	0,5	0,5
- **Notion de sondage vésical datant de moins de 2 semaines**	0,5	0,5
- **Notion d'infection de l'appareil urinaire dans l'enfance**	0,5	-
• Modalités de réalisation :		
- **Avant toute antibiothérapie**	2	2
- **Après une toilette des organes génitaux externes (vulve, gland)**	2	2
- **Les urines sont recueillies en milieu de jet**	1	1
- **Dans un récipient stérile**	1	1
- **Si possible sur les premières urines concentrées du matin au réveil**	2	1
- **Le prélèvement doit être rapidement adressé au laboratoire ou dans le cas contraire conservé à plus 4°C**	1	1
- Quand le malade ne peut pas uriner, les urines peuvent être prélevées à l'aide d'un cathétérisme urétral ou une ponction sus pubienne		
	17	

3 — Quel traitement instaurez-vous ? (14)	Grille classique	Grille ECN
• Traitement **ambulatoire**	1	-
• Traitement médicamenteux :		
- **Antibiothérapie : traitement minute**	1+1	1+1
- **Per os**	1	-

- En première intention : **Fosfomycine Trométamol, dose unique**	1+1	2
- En deuxième intention :		
× **Nitrofurantoïne 5 jours**		1
× **Ofloxacine en dose unique ou 3 jours**		1
• **Règles hygiéno diététiques :**	2	2
- **1,5L d'eau par jour minimum**	1	1
- **Mictions régulières de post coïtales**	1	1
- **Hygiène périnéale**	1	1
- **Traitement d'une infection génitale**	1	1
- **Régulariser le transit intestinal**	1	1
- **Oestrogènes d'action trophique chez la femme ménopausée**	1	1
- S'essuyer d'avant en arrière		
- Eviter le port de pantalon trop serré		
	14	

4	Quel sont votre diagnostic et votre examen clinique ? (18)	Grille classique	Grille ECN
• **Cystite récidivante :**		2	2
- **Car plus de 4 cystites par an**		2	2
• Interrogatoire :			
- **Age de la première cystite**		1	1
- **Fréquence des infections**		1	1
- **Facteurs déclenchants (rapports sexuels)**		1	1
- **Traitements mis en oeuvre**		1	1
- Antécédents médico-chirurgicaux			
- **Importance des apports hydriques**		1	1
- **Fréquence des mictions**		1	1
- **Qualité de l'hygiène vaginale**		1	1
- Episodes de pyélonéphrite			
- Eventuelle dysurie			
• Examen physique : **recherche au niveau de la vulve la présence de facteurs favorisants :**		2	2
- **Examen gynécologique complet** : inspection vulvaire, spéculum, **touchers pelviens**		1 1	1 1
- **Atrophie muqueuse post ménopausique**		1	1
- **Ectropion du méat, sténose du méat**		0,5+0,5	0,5*2
- **Prolapsus**		1	1
- Brides hyménéales			
- Diverticule sous urétral			
		18	

5	Vous retrouvez un prolapsus vésical stade II. Quels sont les facteurs de risque de prolapsus à rechercher ? (10)	Grille classique	Grille ECN
	• **Facteurs de risque constitutionnels** :	1	-
	- Maladie de Marfan, Ehlers Danlos		
	• **Facteurs de risque acquis** :	1	-
	- **Multiparité**	1	2
	- **Accouchement par voie basse d'enfants macrosomes ou par**	1	2
	extraction instrumentale	1	2
	- Travail prolongé, expression utérine, **déchirure périnéale, absence de**	1	1
	rééducation du post partum	1	1
	- **Obésité**, régime amaigrissant rapide	1	1
	- **Toux ou constipation opiniâtre ancienne et chronique**	0,5+0,5	0,5
	- **Antécédents de chirurgie pelvienne**	1	0,5
		10	

6	Demandez-vous des examens complémentaires ? Si oui, lesquels et pourquoi ? (11)	Grille classique	Grille ECN
	• **Oui**	1	1
	• On réalise un **colpocystogramme :**	1	2
	- Examen radiologique avec opacification radiologique du bas appareil urinaire, de l'appareil génital et du rectum et canal anal		
	- Avec clichés de profil en retenue et en poussées		
	- **Evalue le prolapsus au repos et la ptose des organes en poussée**	0,5+0,5	-
	- **Confirmation diagnostique et évaluation pré thérapeutique**	0,5+0,5	0,5+0,5
	• **ECBU : antibiogramme (risque de resistances)**	1+1	1+1
	• **Frottis cervico vaginal : éliminer une pathologie du col utérin**	1+1	1+1
	• **Bilan uro dynamique : rechercher les éventuels troubles urinaires associés**	1+1	1+1
	• **Echographie pelvienne**	1	1
		11	

7	Quel traitement mettez-vous en œuvre ? (15)	Grille classique	Grille ECN
	• **Traitement du prolapsus** :	1	-
	- **Règles hygiéno-diététiques** :	1	2
	× **Perte de poids**	0,5	-
	× **Réguler une constipation**	0,5	-
	- **Lutte contre l'atrophie cutanéo muqueuse : oestrogènes locaux**	1	2
	- **Renforcement des muscles du plancher périnéal, rééducation pelvi-périnéale**	2	2
	- **Après échec ou d'emblée si gêne trop importante : traitement**	2	2

chirurgical		
• **Traitement des cystitis récidivantes** :	1	-
- **Traitement du/des facteur(s) favorisant dont le prolapsus**	1	2
- **Règles hygiéno-diététiques à poursuivre**	1	2
- **Traitement antibiotique de chaque épisode infectieux**	1	1
- **Antibioprophylaxie continue sur au moins 6 mois** : Nitrofurantoïne	1	1
50mg/j le soir : **à envisager au cas par cas**	0,5	-
- **Canneberge** : diminue l'adhérence des bactéries à la muqueuse urothéliale	0,5	-
- **Si cystite survenant après des rapports sexuels : antibioprophylaxie en prise unique avant et jusqu'à deux heures après le rapport** : Nitrofurantoïne ou Cotrimoxazole	1	1
	15	

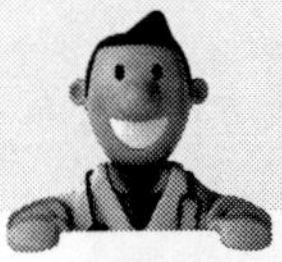

COMMENTAIRES

QUESTIONS	COMMENTAIRES
Général	• Sujet qui pourrait tomber dans le cadre de la prise en charge de la personne âgée
1	• Cystite ou prostatite = infection urinaire basse • Pyélonéphrite = infection urinaire haute
2	• ECBU = Examen direct + culture + **antibiogramme**
3	• Un traitement minute n'est pas recommandé chez la femme enceinte, l'homme, le diabétique, l'immunodéprimé, l'enfant, les cystites récidivantes, la femme de plus de 65 ans,en cas d'uropathies, d'intervention urologique récente ou de vessie neurologique
4	• Cystite récidivante = plus de 4 cystite par an comme ici ou dernière cystite datant de moins de 3 mois
5	• Prolapsus stade 1 : ne dépassant pas la vulve • Stade 2 : affleurant la vulve • Stade 3 : extériorisé
6	• La réalisation du colpocystogramme a une valeur médicolégale
7	• Traiter les deux pathologies = le prolapsus et les cystites récidivantes • En cas d'antibioprophylaxie au long cours il faut informer la patiente du risque d'effets secondaires lors de la prise d'antibiotiques sur une longue durée.

ITEMS ABORDES

TYPE	ITEMS			INTITULES
	PARTIE	MODULE	NUMERO	
Question principale	I	7	93	Infections urinaires de l'enfant et de l'adulte. Leucocyturie
Questions accessoires	I	5	55	Ménopause et andropause

LE + : POUR MIEUX ASSIMILER

FICHE SYNTHESE (SYNTHESE et POINTS CLES)

- **Explorations urologiques d'une cystite récidivante** :
  - L'**UIV** avec clichés per et post-mictionnels à la recherché d'une anomalie urologique (lithiase, sténose...)
  - **Cystoscopie :**
    - × Réalisée généralement en dehors d'une infection urinaire et recherche des facteurs favorisants (calcul, corps étranger…)
    - × Au cours d'une cystite banale la muqueuse apparaît rouge, oedématiée, avec des zones pétéchiales qui saignent au contact. Le conten vésical est trouble avec parfois l'absence présence de filaments et de membranes
  - **Examen gynécologiques** à la recherche d'un diverticule urétral, de brides hyménéales, d'une infection gyéncologique
  - **Calibrage de l'urètre** à la recherche d'une sténose

- Devant une cystite récidivante, il faut rechercher une **cystite tuberculeuse**, surtout s'il existe une leucocyturie significative persistante sans germe

Abréviations

ABREVIATIONS	DETAILS
AINS	Anti-inflammatoire non stéroïdien
ASP	Abdomen sans préparation
BGN	Bacille gram négatif
BU	Bandeltte urinaire
BUD	Bilan uro-dynamique
CLIN	Comité de lutte contre les infections nosocomiales
ECBU	Examen cytobactériologique des urines
HTA	Hypertension artérielle
HBP	Hypertrophie bénigne de prostate
IDR	Intradermo-réaction à la tuberculine
IEC	Inhibiteur de l'enzyme de conversion
IST	Infection sexuellement transmissible
IMC	Indice de masse corporelle
MAP	Menace d'accouchement prématuré
OGE	Organes génitaux externes
PTH	Hormone parathyroïdienne
RAU	Rétention aiguë d'urines
RCP	Réunion de concertation pluridisciplinaire
RPM	Résidu post mictionnel
RT	Radiographie thoracique
RVU	Reflux vésico-urétral
SAMR	Staphylocoque aureus multirésistant
SEP	Sclérose en plaque
SFU	Signes fonctionnels urinaires
TR	Toucher rectal
TRC	Temps de recoloration cutanée
UIV	Urographie intraveineuse
VVP	Voie veineuse périphérique